Samandari
Funktionelle Anatomie der Hirnnerven
und des vegetativen Nervensystems

Farhang Samandari

# Funktionelle Anatomie der Hirnnerven und des vegetativen Nervensystems

für Mediziner und Zahnmediziner

unter Mitarbeit von D. Reißig
2., völlig überarbeitete Auflage

W DE G

Walter de Gruyter
Berlin · New York 1994

Prof. Dr. Farhang Samandari
Institut für Anatomie der Freien Universität Berlin
Königin-Luise-Straße 15
D-14195 Berlin (Dahlem)

Prof. Dr. Dieter Reißig
Universität Leipzig
Bereich Medizin
Institut für Anatomie
Liebigstr. 13
D-04103 Leipzig

Illustration von Alexandra Klein-Gabski

Das Buch enthält 6 Tabellen und 25 Abbildungen.

*Die Deutsche Bibliothek: CIP-Einheitsaufnahme*

**Samandari, Farhang:**
Funktionelle Anatomie der Hirnnerven und des vegetativen
Nervensystems : für Mediziner und Zahnmediziner / Farhang
Samandari. Unter Mitarb. von D. Reißig. – 2., völlig überarb.
Aufl. – Berlin ; New York : de Gruyter, 1994
  ISBN 3-11-013006-8    ISBN 978-3-11-013006-5

Der Verlag hat für die Wiedergabe aller in diesem Buch enthaltenen Informationen (Programme, Verfahren,
Mengen, Dosierungen, Applikationen etc.) mit Autoren bzw. Herausgebern, große Mühe darauf verwandt,
diese Angaben genau entsprechend dem Wissenstand bei Fertigstellung des Werkes abzudrucken. Trotz sorg-
fältiger Manuskripterstellung und Korrektur des Satzes können Fehler nicht ganz ausgeschlossen werden.
Autoren bzw. Herausgeber und Verlag übernehmen infolgedessen keine Verantwortung und keine daraus
folgende oder sonstige Haftung, die auf irgendeine Art aus der Benutzung der in dem Werk enthaltenen
Informationen oder Teilen davon entsteht.
Die Wiedergabe von Gebrauchsnamen, Handelsnamen, Warenbezeichnungen und dergleichen in diesem Buch
berechtigt nicht zu der Annahme, daß solche Namen ohne weiteres von jedermann benutzt werden dürfen.
Vielmehr handelt es sich häufig um gesetzlich geschützte, eingetragene Warenzeichen, auch wenn sie nicht
eigens als solche gekennzeichnet sind.
Umschlagentwurf: Rudolf Hübler, Berlin.
Satz und Druck: Buch- und Offsetdruckerei Wagner GmbH, Nördlingen.
Bindung: Lüderitz & Bauer, Berlin

# Vorwort zur 2. Auflage

Viele diagnostische, differentialdiagnostische und therapeutische Fragen in Medizin und Zahnheikunde bedürfen zu ihrer Beantwortung der genauen Kenntnis von Anatomie und Physiologie der Hirnnerven und des Vegetativums. Dennoch muß innerhalb der gewaltigen Stoffmenge der Anatomie für die Zwecke der meisten Lehrbücher eine Auswahl getroffen werden, die eine ausführliche Darstellung dieser Zusammenhänge nicht erlaubt.

Das vorliegende Buch versucht, dieser Tatsache Rechnung zu tragen und bietet fachlich Interessierten verschiedener Spezialgebiete die Möglichkeit, sich ein genaueres Bild über das vielgestaltige Versorgungsprinzip der Hirnnerven und des vegetativen Nervensystems zu verschaffen.

Dem Text beigefügte Schemazeichnungen sollen zum besseren Verständnis der stukrurellen und funktionellen Zusammenhänge beitragen. Die nervöse Versorgung wichtiger Areale wurde darüber hinaus tabellarisch zusammengefaßt, um den Gesamtüberblick zu erleichtern.

Der Inhalt der 2. Auflage dieses Buches wurde nicht nur gründlich überarbeitet, und dem heutigen Stand der wissenschaftlichen Forschung angepaßt, sondern vor allem auch um klinisch bezogene Aspekte erweitert.

Berlin, September 1993                                                    F. Samandari

# Inhalt

## II.   Vegetatives Nervensystem

# I. Hirnnerven, Nn. craniales

# 1. Definitionen, Faserqualitäten

Für das bessere Verständnis über Verlauf und Funktion der Hirnnerven sind einige allgemeine Bemerkungen über das Nervensystem vorausgesetzt. In der systematischen Einteilung wird zwischen 4 Nervenqualitäten unterschieden (s. Tab. 6, S. 102): *sensorischen, sensiblen, motorischen* und *vegetativen*. Sensorische und sensible Fasern sind *afferent*, motorische und vegetative dagegen *efferent*.

Im angloamerikanischen Schrifttum kommt die Bezeichnung „sensibel" nicht vor; für alle afferenten Fasern wird einheitlich der Begriff „sensorisch" verwendet. Aus didaktischen Gründen wird in diesem Beitrag die klassische Einteilung in die oben erwähnten vier Gruppen beibehalten.

**Sensorisch** bezeichnet *„höhere" Empfindungen*: nämlich Sehen, Riechen, Schmekken, Hören, und den Gleichgewichtssinn. Es sind Eindrücke, die in spezifischen Organen über besondere Rezeptoren empfangen werden. Mit Ausnahme der Geschmacksempfindung werden sie jeweils durch einen einzigen Nerv geleitet.

**Sensibel** sind Fasern, die aus den Rezeptoren für *Schmerz, Druck, Temperatur, Vibration, Tastempfinden* sowie aus den *Dehnungs- und Spannungsrezeptoren* der Muskeln, der Bänder, der Sehnen und der Gelenke ihre Impulse empfangen. Die Rezeptoren dieser Gefühlsqualitäten sind, im Gegensatz zu den sensorischen, nicht an ein spezielles Organ gebunden. Vielmehr sind sie über weite Teile des Körpers verteilt und werden entsprechend der Vielzahl der Körperareale von zahlreichen Nerven innerviert. Sie bestehen aus

- den *exterozeptiven Fasern* der Oberflächensensibilität, welche die afferenten Signale aus der Haut und Unterhaut leiten;

- den *propriozeptiven Fasern* der Tiefensensibilität, welche die Impulse aus dem Bewegungsapparat empfangen und somit den Spannungszustand der Muskeln und die Lage der Glieder zueinander angeben; und

- den *introzeptiven Fasern* der Organsensibilität, welche über viszeroafferente Fasern die Erregungen der Eingeweide weiterleiten. Die meisten interozeptiven afferenten Fasern benutzen im Brust-, Bauch- und Beckenbereich die Bahn der vegetativen Stränge, um über die Spinalnerven in die sensiblen Spinalganglien zu gelangen.

Im Kopf- und Halsbereich ist das Verhältnis in der Regel umgekehrt, hier lehnen sich die vegetativen Fasern den sensiblen Bahnen an, um mit ihnen gemeinsam zu den Erfolgsorganen zu ziehen. Die extero- und propriozeptiven Fasern, welche Erregungen aus den Rezeptoren der Haut, der Unterhaut, der Muskeln, der Sehnen und der Gelenkkapseln leiten, werden auch als *somatoafferent* oder *-sensibel* bezeichnet und den *viszeroafferenten* oder *-sensiblen* Fasern aus den Eingeweiden gegenübergestellt.

**Motorisch** sind die somatoefferenten willkürmotorischen Fasern, welche zu den quergestreiften Skelettmuskeln des Körpers ziehen und deren Kontraktion bewirken (*somatomotorisch*).

Die motorischen Hirnnerven sind nur für die Innervation der Skelettmuskeln im Bereich des Kopfes und des Halses zuständig. Es sind vorwiegend Muskeln für Bewegungen der Mimik und der Augäpfel, für den Kau- und

Schluckakt sowie für die Laut- und Sprachbildung.

**Vegetativ** sind Fasern, welche absteigend
aus dem ZNS *sympathische* oder *parasympathische* Impulse zu den unwillkürlich tätigen Organen entsenden, deren
Funktionen regulieren und aufeinander
abstimmen. Im Kopfbereich versorgen sie
überwiegend die Drüsen und die glatten
Augenmuskeln.

Bei den vegetativen Hirnnerven kommen lediglich parasympathische Anteile in Betracht. Die
sympathischen Qualitäten für den Kopf stammen aus dem Rückenmark.

Als *sekretorisch* werden vegetative Fasern
bezeichnet, die die Drüsen innervieren
und deren Sekretion regeln, *Viszeromoto-
risch* meint Fasern, die zu den glatten
Muskeln und dem Herzmuskel ziehen und
diese unwillkürlich kontrahieren. *Viszeroefferente* Fasern ziehen zu den inneren
Organen und steuern deren Tätigkeit (näheres über das vegetative System s.
S. 105).

Im Verlauf der Nervenbahnen sind mehrere Neurone hintereinander geschaltet.
Die Erregungen müssen also auf ihrem
Weg vom Zentrum zur Peripherie oder
von der Peripherie zum Zentrum über synaptische Kontaktstellen auf das nächste
Neuron übertragen werden. Diese synaptischen Verbindungen der Neuronenketten nennt man *Umschaltstellen*. Alle **afferenten Bahnen** (sensibel und sensorisch)
bestehen mindestens aus 3 Neuronen,

d. h. sie werden zweimal umgeschaltet.
Alle **efferenten Bahnen** (motorisch und vegetativ) bestehen aus 2 Neuronen, d. h. sie
werden nur einmal umgeschaltet. Bei den
afferenten Bahnen unterscheidet man zwischen dem *peripheren, zentralen und kortikalen Neuron.* Die Perikarya ihrer peripheren Neurone liegen in der Regel
außerhalb des ZNS bei den Hirnnerven in
den sensiblen Kopfganglien, bei den Rük-
kenmarksnerven in den Spinalganglien;
ihre beiden Umschaltstellen liegen jedoch
innerhalb des ZNS. Bei den efferenten motorischen Bahnen unterscheidet man zwischen dem *zentralen* und dem *peripheren*
*Neuron.* Die Perikarya beider Neurone sowie ihre Umschaltstellen liegen innerhalb
des ZNS. Bei den zwei-neuronalen **vegetativen Bahnen** unterscheidet man zwischen
dem *präganglionären* und dem *postganglionären Neuron.* Die Perikarya ihrer
präganglionären Neurone liegen innerhalb, die der postganglionären Neurone
außerhalb des ZNS.

Da das Gehirn von den beiden vegetativen Komponenten nur *parasympathische Ursprungskerne* beherbergt, können die mit vegetativer Qualität verse-
nen Hirnnerven demzufolge nur **parasympathische Fasern** beinhalten.

Die **sympathischen Komponenten** für den
Kopf stammen aus dem Rückenmark, die
über den Halsbereich aufsteigen, um dann
in Begleitung einiger Hirnnerven ihr Ziel
zu erreichen.

# 2. Allgemeine Bemerkungen

Beim Menschen werden **12 Hirnnerven-paare** unterschieden, die aus dem Hirn-stamm austreten und durch Löcher der Schädelbasis in die Peripherie ziehen. Sie werden mit römischen Zahlen belegt (s. Tab. 5, 6, S. 97 u. 102):

    I. N. olfactorius
    II. N. opticus
    III. N. oculomotorius
    IV. N. trochlearis
    V. N. trigeminus
    VI. N. abducens
    VII. N. facialis
    VIII. N. vestibulocochlearis
    IX. N. glossopharyngeus
    X. N. vagus
    XI. N. accessorius
    XII. N. hypoglossus

Diese Aufzählung und Numerierung der Hirn-nerven von vorn nach hinten entspricht etwa der Reihenfolge ihrer Durchtrennung bei der Herausnahme des Gehirns aus dem Schädel.

Die Hirnnerven unterscheiden sich von den Rückenmarksnerven:

• Während die segmentalen Spinalnerven, das Rückenmark ungefähr in gleichen Ab-ständen verlassen, liegen die benachbarten Hirnnerven entweder weiter *auseinander* gezogen oder *dicht aneinander* gedrängt.

So treten z. B. die funktionell und räumlich eng miteinander verknüpften Augenmuskelnerven, Oculomotorius, Trochlearis und Abducens, in größeren Abständen voneinander an der Hirn-basis hervor, während Vagus und Accessorius topographisch eng beieinander liegen, obwohl sie ganz unterschiedliche Areale zu versorgen haben.

• Die Stämme der benachbarten Spinal-nerven sind annähernd gleich stark, die der Hirnnerven besitzen unterschiedliche Kaliber.

So liegen der dickste und der dünnste Hirn-nerv, Trigeminus und Trochlearis, dicht neben-einander.

• Bei den Nn. spinales handelt es sich um gemischte Nerven, wohingegen nur 5 der Hirnnerven gemischte Faserqualitäten enthalten; alle übrigen bestehen entweder aus rein motorischen oder aus rein senso-rischen Elementen. Zudem sind in den gemischten Nerven die verschiedenen Qualitäten nicht gleichmäßig verteilt.

• Schließlich vollzieht sich die Verbindung zwischen afferenten und efferenten Faser-anteilen bei den Spinalnerven erst außer-halb des Rückenmarks, bei den Hirnner-ven dagegen bereits innerhalb des Ge-hirns.

*N. olfactorius* und *N. opticus* sind ih-rem Bau nach *Gehirnteile*, da sie sich aus der weißen Hirnsubstanz stielartig nach peripher entwickelt haben. So stellen auch die zu empfangenden Rezeptoren in der Netzhaut und der Riechschleimhaut be-reits Nervenzellen der peripheren Neu-rone dar, deren Axone wie die Fasern der weißen Substanz die Hirnbahnen bilden.

*Trigeminus, Facialis, Glossopharyn-geus* und *Vagus* sind **Kiemenbogennerven**, d. h. sie versorgen jeweils Muskeln, Haut und Schleimhaut der embryonalen Kopf-darmabschnitte. Das Material der Kie-menbögen bleibt zwar größtenteils erhal-ten, es ergeben sich jedoch funktionell sinnvolle, umfangreiche Verschiebungen, Verschmelzungen und Grenzüberschreitungen, welche schließlich aus den einzelnen Bögen neue, zusammenhängende, dem Lungenatmer angepaßte Formen und Lokalisationen entstehen lassen. Die Abkömmlinge jedes Kiemenbogens werden aber weiterhin von ihren zugehörigen Nerven versorgt, weil sie bei ihrer Umformung und Wanderung die ursprünglichen Nervenäste mitnehmen. Aus dieser Entwicklung heraus ist das postnatale Versorgungskonzept einzelner Kiemenbogennerven abzuleiten.

Alle Hirnnerven beteiligen sich an der Versorgung des *Kopfes*, nur der Einflußbereich des *Accessorius* ist auf den *Hals* beschränkt.

Bis auf den *Olfactorius* und *Opticus*, welche als direkte Ausstülpung des Gehirns ihr Kernareal im Endhirn bzw. im Zwischenhirn besitzen, liegen die zentralen Kerne aller übrigen Hirnnerven im Rautenhirn, vorwiegend am Boden der Rautengrube. Dabei nehmen die sensiblen und sensorischen die laterale, die motorischen die mediale und die parasympathischen die intermediäre Kernreihe ein.

Die *sensiblen* und *sensorischen Hirnnervenkerne*, in denen die Afferenzen auf das 2. Neuron umgeschaltet werden, bezeichnet man als **Endkerne, Nuclei terminationes**. Von den Endkernen ziehen die 2. Neurone zum Thalamus der Gegenseite für die erneute Umschaltung. Schließlich werden diese Signale vom Thalamus aus über aufsteigende kortikale Neurone zu den übergeordneten sensiblen und sensorischen Hirnzentren weitergeleitet. Die *motorischen Hirnnervenkerne* für die somatoefferente Bahnen bezeichnet man als **Ursprungskerne, Nuclei originis**. In ihnen werden die ankommenden efferenten Erregungen aus den motorischen Zentren der Hirnrinde auf das periphere Neuron umgeschaltet und der Willkürmotorik im Kopf-Hals-Bereich zugeleitet. Die *vegetativ-parasympathischen Kerne* bezeichnet man allgemein als **autonome Ursprungskerne**. Hier entspringen die präganglionären parasympathischen Fasern, die erst in der Peripherie auf ein 2. Neuron übergehen und die vegetativen Bereiche in Kopf, Hals, Brust und Bauch versorgen.

Darüber hinaus gibt es eine spezielle Bezeichnung für jeden der Hirnnervenkerne, die jeweils mit den entsprechenden Nerven besprochen werden sollen. Über die Kernsäulen der **Formatio reticularis** im Hirnstamm wird eine Kooperation zwischen den Hirnnervenkernen ermöglicht. Sie empfängt Impulse aus verschiedenen Hirn- und Rückenmarksabschnitten, dosiert und koordiniert diese Erregungen und gibt sie dann an die Hirnnervenkerne weiter, deren Steuerung sie übernimmt. So werden die meisten Hirnnerven funktionell zu einer *Leistungsgemeinschaft* verbunden.

# 3. Hirnnervenpaare I bis XII

## 3.1 Nn. olfactorii, Nn. I
### (Olfaktorius = klinische Kurzbezeichnung für Nn. olfactorii)

Die peripheren Nervenfortsätze liegen in der Riechschleimhaut, **Regio olfactoria**, und beginnen dort mit den Riechsinneszellen. Diese sind neuroepithelialer Herkunft, die wie die Rezeptoren der Netzhaut zugleich als Nervenzellen fungieren. Phylogenetisch gesehen sind diese Rezeptoren in die Peripherie verlagerte Neurone und stellen somit *primäre Sinneszellen* dar. Alle anderen Sinneszellen, die erst durch neuronale Verknüpfung mit dem ZNS Verbindung aufnehmen nennt man *sekundäre Sinneszellen*. Im Bau gleichen die Riechrezeptoren den bipolaren Ganglienzellen. Von ihrem apikalen Ende gehen feine dendritische Zytoplasmafortsätze hervor, die dicht an der Schleimhautoberfläche kolbenartig anschwellen und jeweils etwa 8–10 Sinneshärchen zur Epitheloberfläche entsenden. Die Regio olfactoria ist die einzige Stelle des menschlichen Körpers, an der Nervenzellen die Schleimhautoberfläche berühren, manchmal sogar über sie hinausragen und den Luftraum direkt erreichen.

Auch vom basalen Ende der Riechzellen gehen feine Fortsätze aus, die Axone der peripheren Neurone. Diese olfaktorischen Axone, welche häufig unter dem Epithel ein feinmaschiges Nervennetz bilden, stellen die dünnen marklosen **Fila olfactoria** dar, aus deren Gruppierung dann die stärkeren, von Schwann-Zellen eingehüllten Nn. olfactorii hervorgehen. Diese senken sich von der Schleimhaut in die Knochen der oberen Muschel und des oberen Septumabschnitts ein, in denen sie feine Rillen hinterlassen. Die Nn. olfactorii gelangen am Dach der Nasenhöhle durch die 15–20 Löcher der *Lamina cribrosa* des Siebbeins aus der Nase in das Schädelinnere und erreichen dort den **Bulbus olfactorius** (Abb. 1, 2). Im Bulbus bilden die Endbäumchen dieser Axone mit den kurzen Dendriten der 2. Neurone Synapsen. Die Zellen dieser 2. Neuronen, die *Mitralzellen*, befinden sich im Bulbus olfactorius. Die komplizierten synaptischen Verbindungsstellen zwischen beiden Neuronen sind knäuelförmig aufgetrieben; sie werden *Glomeruli olfactorii* genannt. Der Bulbus olfactorius ist bereits als das *primäre olfaktorische Zentrum* anzusehen. Die Neuriten der Mitralzellen, also der 2. Neuronen, ziehen gemeinsam im **Tractus olfactorius** zum **Trigonum olfactorium** des Endhirns. Innerhalb der Schädelhöhle bilden die zentralen Fortsätze einen eigenen Teil des Gehirns, das **Riechhirn**, wo die Riechimpulse in den *sekundären olfaktorischen Zentren* zunächst vorwiegend ipsilateral und ohne direkte Vermittlung vom Thalamus moduliert und verarbeitet werden. Über die Commissura rostralis stehen jedoch die sekundären Zentren miteinander in Verbindung [31].

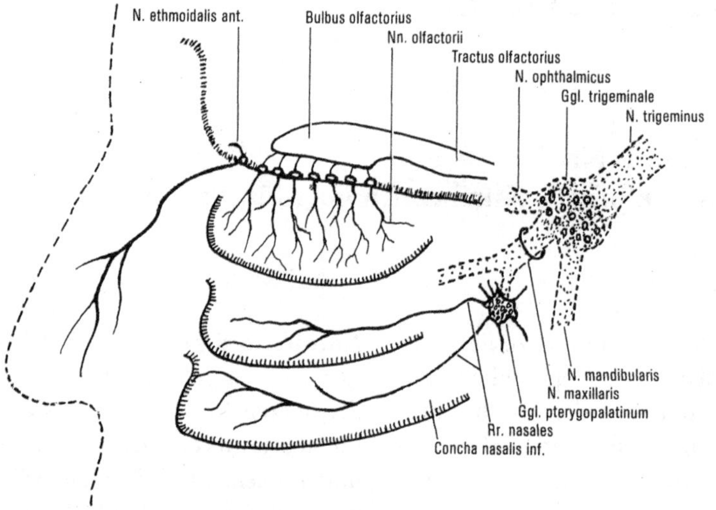

**Abb. 1**   Sensorische und sensible Versorgung der Nasenschleimhaut. Septum nasi ist entfernt, Trigeminusstamm und seine Hauptäste punktiert.

Eine weitere Nervenbahn stellt der **N. terminalis** dar, dessen Funktion noch nicht genauer bekannt ist. Seine peripheren Fasern sind beim Menschen zwar weitgehend rudimentär, kommen aber regelmäßig vor. Sie bilden in der Riechschleimhaut des Septum nasi ein feinmaschiges Geflecht, in das vereinzelt auch Ganglienzellen eingelassen sind. Teile der Fasern verbinden sich zunächst mit den Nn. olfactorii, andere ziehen direkt durch die Lamina cribrosa, um dort in einem neben dem Bulbus olfactorius gelegenen *Ganglion terminale* zu enden mit unipolaren und bipolaren Nervenzellen. Die zentralen Verbindungen verlaufen neben dem Trigonum olfactorium in das Hirninnere.

Ob der Nerv weitere Areale der Riechschleimhaut versorgt, ist ungewiß. Gelegentlich wird beim erwachsenen Menschen nur ein dünner unverzweigter Nerv in der Schleimhaut der Nasenscheidewand beobachtet. In diesem Fall zieht der Nerv gemeinsam mit einem der Riechfäden durch eines der Löcher der Siebbeinplatte, um sich in der Gegend des Bulbus olfactorius wieder von ihm zu trennen.

Als **Jakobsonsches Organ**, *Organum vomeronasale*, wird ein etwa 5 mm langer Kanal in der Septumschleimhaut bezeichnet, der beim Neugeborenen fast regelmäßig, beim Erwachsenen ausnahmsweise vorkommt. Ausgekleidet ist der Kanal mit riechepithelähnlicher Schleimhaut, welche von eigenen Nervenfasern, **N. vomeronasalis** durchzogen wird.

Das bei Wirbeltieren als Wassergeruch wahrnehmende Organ könnte beim Menschen ähnliche Bedeutung haben, da die Fähigkeit Wasser oder Schnee riechen zu können bei manchen Menschen noch gegeben ist. Es dürfte ein altes phylogenetisches Merkmal sein, das vielleicht bei Naturvölkern noch häufiger anzutreffen ist.

Der Riechnerv ist der einzige zum Endhirn gehörende Nerv. Die Umhüllung der Nn. olfactorii durch die Scheiden und Räume der Hirnhäute auch unterhalb der

Siebbeinplatte verdeutlicht ihre ursprüngliche Abstammung vom Gehirn. Eine Entzündung der Riechschleimhaut kann gelegentlich über die Hirnhäute auf die Liquorräume des Schädels fortgeleitet werden und die Gefahr einer Infektion der Liquorräume und einer Meningitis hervorrufen [38]. Ansonsten sind die Riechnerven gegen äußere Verletzung gut geschützt, da die Nasenhöhle in ihrem oberen Bereich allseitig von Knochen umgeben ist.

Von den sensiblen Trigeminusästen unterscheiden sich die Riechnerven innerhalb des Riechepithels lediglich mikroskopisch dadurch, daß sie *marklos* sind. Makroskopisch sind sie dennoch schwer voneinander zu unterscheiden, weil auch der aus dem Trigeminus stammende N. ethmoidalis anterior die Nase durch die Lamina cribrosa verläßt (s. S. 27). Bei geruchsbedingten Abwehrreaktionen durch ätzende Substanzen, z. B. Chlorgase, Ammoniak, Formalin, sind anscheinend auch die sensiblen Endigungen des N. trigeminus in der Nasenschleimhaut beteiligt. Außerdem können Endigungen des Nn. IX, X im Rachenraum auf bestimmte Geruchreize schwach reagieren, weshalb Geruchsempfindungen auch nach völligem Ausfall der Regio olfactoria nicht vollständig aufgehoben werden. Eine zentrale Verbindung der Riechbahn mit dem Limbischen System sowie mit den vegetativen Steuerzentren und deren Rückkopplung zu Nerven des Verdauungstraktes hat außerdem zur Folge, daß manche Geruchsstoffe Übelkeit und Erbrechen hervorrufen. Ein Gewöhnungseffekt tritt bei ständig vorhandenen Gerüchen auf, so daß diese nicht mehr intensiv wahrgenommen werden können.

Der Mensch gehört wegen seines, relativ mangelhaften Riechvermögens zu den *mikrosmatischen Lebewesen*. Die Riechschleimhaut **Regio olfactoria**, erstreckt sich auf insgesamt 5–6 cm$^2$. Gewöhnlich ist dieser Bereich auf die *Concha nasalis superior* und den *obersten Teil des Septum nasi* beschränkt. Ist die obere Muschel nur mangelhaft ausgebildet, so können sich die Riechnerven auch auf die Basis der mittleren Muschel ausbreiten. Beim Säugling und Kleinkind umfassen die Riechnerven noch ausgedehntere Flächen, wodurch die relativ stärkere Riechfähigkeit des Kleinkindes begründet ist. Dennoch können auch beim Erwachsenen mehr als *2000 Gerüche* unterschieden werden. Darüber hinaus ist geschlechtsspezifisch bei Frauen in der Regel stärkeres Riechvermögen zu verzeichnen als bei Männern. Bei Menschen mit gut ausgebildetem Geruchssinn kann die Zahl der Riechzellen erhöht sein. Diese Erhöhung ist jedoch weniger durch eine Ausweitung der Fläche, sondern vielmehr durch eine mehrreihige Ausbildung der Riechzellen bedingt. Die Intensität der Geruchswahrnehmung hängt nicht nur von äußeren Faktoren (z. B. Luftfeuchtigkeit), sondern teilweise auch von inneren Faktoren ab (z. B. Zustand des Hormonhaushaltes). So sind Frauen zur Zeit der Ovulation, aber auch schwangere und stillende Frauen oft besonders geruchsempfindlich.

Im Riechepithel sind die insgesamt etwa 10–20 Mio. Sinneszellen nicht alle gleich ausgebildet. Diese Verschiedenheit hängt offenbar mit der Sensibilität für unterschiedliche Geruchsstoffe zusammen [4]. Zu dieser differenzierten Wahrnehmung von Geruchsstoffen dürfte auch die gute Isolation einzelner Sinneszellen durch

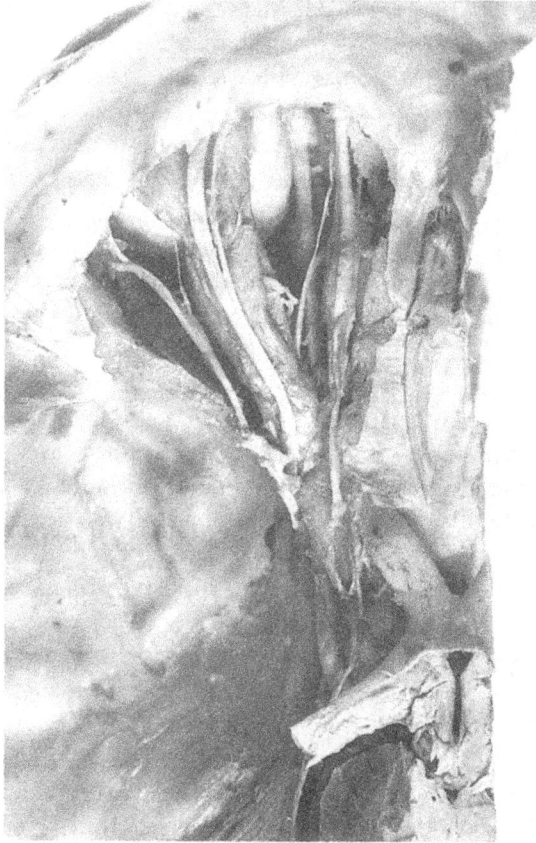

**Abb. 2a**   Nerven der linken Augenhöhle von kranial her betrachtet, oberflächliche Schicht. Das Orbitadach und die Periorbita sind entfernt.

mehrere nicht riechspezifische Stützzellen beitragen. Eine erste Rückentwicklungsphase des Geruchsorgans setzt im frühen Jugendalter ein. Im Greisenalter erfolgt gewöhnlich ein weiterer Abbau der Riechzellen. Obwohl die Riechzellen neuronale Nervenzellen darstellen, behalten sie offenbar in gewissem Umfange ihre Regenerationsfähigkeit bei, da eine Neubildung von verlorengegangenen Riechrezeptoren durch die benachbarten Basalzellen beobachtet wurde [21]. Zur Abhängigkeit des Geschmacksorgans vom Riechorgan s. S. 73.

Die beiden Nasenhöhlen sind durch die knöcherne Scheidewand vollständig voneinander getrennt. In der Nase selbst findet kein Übertritt der Riechfäden auf die Gegenseite statt, da diese im Septum nasi auf eine Schranke treffen. Auch eine Teilkreuzung der Riechnerven zum Bulbus olfactorius der anderen Seite ist nicht beobachtet worden. Als phylogenetisch ältester Sinn werden die Impulse aus dem Geruchssinn primär in das Endhirn projiziert. Dabei entsteht beim Menschen eine starke Konvergenz, indem Riechsignale jeweils aus *100 der 1. Neurone auf*

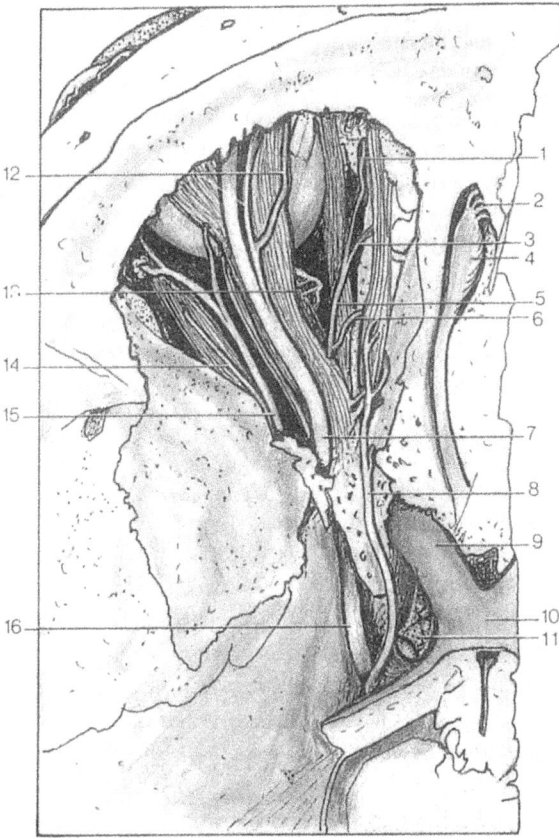

**Abb. 2b**

1 = N. infratrochlearis
2 = Nn. olfactorii
3 = N. ethmoidalis anterior
4 = Bulbus olfactorius
5 = N. nasociliaris
6 = N. ethmoidalis posterior
7 = N. frontalis
8 = N. trochlearis

9 = N. opticus
10 = Chiasma opticum
11 = A. carotis interna
12 = R. medialis n. frontalis
13 = R. superior des N. oculomotorius
14 = N. abducens
15 = N. lacrimalis
16 = N. ophthalmicus

ein 2. *Neuron* im Bulbus olfactorius übertragen werden. Im Zentralorgan verlaufen die Riechbahnen jeweils ungekreuzt zur ipsilateralen Hirnrinde. Die Tatsache, daß bei bestimmten Läsionen einer Hirnhälfte häufig keine Riechstörung beobachtet wird, könnte durch ein Fasersystem erklärt werden, das über die Com-

missura rostratis die Riechzentren beider Hemisphären miteinander verbindet. Im übrigen bleiben nach völligem Ausfall der Regio olfactoria oft ein gewisses Geruchsempfinden sowie ein Unterscheidungsvermögen von Gerüchen erhalten.

Das Phänomen könnte einerseits mit der Leistung der sekundären Rindenfelder und deren Speicherung zusammenhängen, andererseits aber durch anderen Nerven der Chemorezeptoren, nämlich N. IX und N. X im Zungen-Rachen-Bereich bedingt sein, die vielleicht als erworbenes Merkmal schwach auf Geruchsreize reagieren können. Denn diese Geruchsempfindungen sind bei einem angeborenen Riechunvermögen völlig erloschen.

## 3.2 N. opticus, N. II

Der *rein sensorische* Sehnerv ist beim Erwachsenen ca. 5 cm lang. Der relativ dicke N. opticus empfängt seine optischen Erregungen aus den Rezeptorzellen der Netzhaut. Die Reizempfänger sind wie die Riechzellen Neuroepithelzellen, welche gleichzeitig in der Lage sind, als Sinneszellen optische Reize aufzunehmen und weiterzuleiten.

Funktionell besteht die Netzhaut, **Retina**, aus 3 hintereinander geschalteten Neuronenketten, die als lichtempfindliche und erregungsleitende Elemente die Impulse dem optischen Nerv zuleiten. Die eigentlichen **photosensiblen Rezeptoren der 1. Schicht** sind *unipolare Nervenzellen*, die in Form von *Stäbchen* und *Zapfen* an der Außenwand der Retina, also vom Lichteinfall abgewandte Seite, lokalisiert sind. Um diese Photorezeptoren zu erreichen, muß das Licht demnach die gesamte Dicke der Netzhaut durchdringen, denn nur hier geschieht die Umwandlung von Lichtenergie in elektrische Impulse. Die so aufgenommenen Erregungen werden von hier auf die **2. Zellschicht**, die *bipolaren Ganglienzellen*, und von diesen auf die **3. Neuronenschicht**, die *multipolaren Ganglienzellen*, weitergeleitet. Deren Axone bilden gemeinsam den N. opticus, der markhaltig aus der Netzhaut heraustritt.

Es ist also ein System von Aufnahme und Weiterleitung, wobei Lichtsignale noch bevor sie den Sehnerv erreichen bereits in der Retina zweimal umgeschaltet werden. Mit der Erhöhung der Dendritenzahl nimmt die Zahl der Nervenzellen von der ersten bis zu letzten Schicht erheblich ab. Jede bipolare Ganglienzelle verbindet sich dabei mit mehreren unipolaren, jede multipolare mit Dutzenden bipolarer Zellen.

Wie beim Geruchsorgan besteht auch hier eine starke **Konvergenzschaltung**: So ist es verständlich daß etwa 125 Mio. Stäbchen- und Zapfenzellen der ersten Schicht nur etwa 1 Mio. Axone der letzten Schicht gegenüberstehen.

Die Fasern dieser letzten Schicht vereinigen sich zum N. opticus, der den Augapfel am hinteren Pol verläßt.

Die etwa 120 Mio. *Stäbchenzellen für Dämmerungssehen* liegen an der Netzhautperipherie, wo sie an das Pigmentepithel stoßen: Die etwa 6 Mio. *Zapfenzellen für Farbsehen* liegen hingegen lichteinwärts in den zentralen Netzhautabschnitten. Die Dichte und Anordnung der verschiedenen Rezeptorzellen zueinander und ihre gebündelte Art der Erregungsübertragung auf die nachfolgenden Neurone hat zur Folge, daß visuelle Lichtsignale moduliert, dic Lichtempfindlichkeit und das Auflösungsvermögen erhöht werden. Außerdem wird die Information durch die Mehrfachschaltung bereits in der Netzhaut zumindest teilweise verarbeitet und erst dann den höheren Zentren zugeleitet. Erst das Zusammenspiel zwischen den Photorezeptoren und dem Pigmentepithel, mit dem sie in unmittelbaren Kontakt treten, bringt den Vorteil, daß sie nur soviel Licht aufnehmen, wie sie verarbeiten können. Die überschüssigen Lichtstrahlen werden von der Pigmentschicht absorbiert.

Deswegen kann die gefürchtete „Netzhautablösung" vom Pigmentepithel erhebliche Sehstörungen hervorrufen.

Nach seinem Austritt aus dem Augapfel zieht der N. opticus, umhüllt vom Fettkörper der Orbita, zum Canalis opticus des Keilbeins, wo er diesen durchquert und in das Schädelinnere gelangt. Die Nerven beider Seiten vereinigen sich über das Diaphragma sellae zur Sehnervenkreuzung, **Chiasma opticum.** Von hier aus verlaufen die Sehnervenfasern im **Tractus opticus** bogenförmig um die Crura cerebri herum und ziehen schließlich zu ihren zentralen Umschaltstellen am Boden des Zwischenhirns. Im Chiasma werden nur die aus der nasalen Retinahälfte stammenden Fasern, welche die temporalen Gesichtsfelder aufnehmen zur anderen Hirnhemisphäre gekreuzt. Die aus der temporalen Retinahälfte stammenden Fasern, welche die nasalen Gesichtsfelder aufnehmen, verlassen das Chiasma ungekreuzt und ziehen zur gleichseitigen Hirnhemisphäre. Der Tractus opticus beinhaltet somit die *temporalen Fasern des gleichseitigen* und die *nasalen Fasern des gegenseitigen Auges.*

Über die Umschaltung des Tractus opticus im *Corpus geniculatum laterale* gelangt die hier beginnende Sehstrahlung, **Radiatio optica,** zu den okzipitalen Rindenfelder, wo sie in den *primären und sekundären Sehzentren* endet. Für optische Reflexe bekommen Teile der Fasern über die Umschaltung im *Colliculus superior* der Vierhügelplatte Anschluß an die Kerne der inneren und äußeren Augenmuskeln.

Das visuelle System stellt beim Menschen das wichtigste Sinnesorgan dar, weshalb die optischen Areale in den Rindenfelder wesentlich größere Flächen einnehmen, als dies in den entsprechenden Anteilen der Retina repräsentiert sind. Das menschliche Auge kann etwa 250 Farbkontraste, aber nur etwa 20 Schwarz-Weiß-Kontraste unterscheiden.

Ausfall eines Tractus opticus verursacht Sehstörungen auf beiden Augen, *Hemianopsie,* d.h. Halbseitenblindheit mit Ausfall einer Gesichtsfeldhälfte. Der Ausfall eines N. opticus führt hingegen zur vollständigen Erblindung des betreffenden Auges. Unter dem Chiasma liegt die Hypophyse, an seinem hinteren Rand, dort wo sich die nasalen Optikusfasern treffen, der Hypophysenstiel. *Hypophysentumore* können deshalb auf die eng benachbarten Sehnerven übergreifen oder Druck ausüben und eine Teilschädigung oder den vollständigen Ausfall der nasalen Fasern und somit der temporalen Gesichtsfelder bewirken (Tunnelsehen, Scheuklappenphänomen). Enge topographische Beziehung besteht auch zur A. carotis interna, die sich seitlich an das Chiasma anlehnt und deren Schädigung den Ausfall der temporalen Fasern, also des nasalen Gesichtsfeldes nach sich ziehen kann.

Der Sehnerv entwickelt sich wie der Augapfel selbst aus einer Ausstülpung des Zwischenhirns und zeigt den typischen Bau der weißen Substanz. Dieser Herkunft zur Folge wird er gelegentlich auch als **Fasciculus opticus** bezeichnet. Als ein Hirnteil wird er von allen 3 **Hirnhäuten** umhüllt. Vor und hinter dem Optikuskanal weisen diese Hüllen die charakteristischen Spalträume des Schädelinneren auf, Cavum subdurale und subarachnoideale. Im Canalis opticus selbst sind die drei Häute, die Dura, die Arachnoidea und die Pia, untereinander und mit dem Sehnerv fest verwachsen. Vom orbitalen Ende des Kanals bis zum Augapfel weichen die umhüllenden Scheiden wieder auseinander und gehen schließlich in die Sclera über. Diese Spalträume um den N. opticus sind wie im Schädelinneren mit einer Flüssigkeit angefüllt. Die Verwachsung der 3 Scheiden mit dem Sehnerv innerhalb des Canalis opticus verhindert jedoch jegliche Verbindung zwischen den Liquorräumen in der Schädelhöhle und denen in der Augenhöhle. Entzündungen im jeweiligen Subarachnoidealraum können daher nur bedingt auf die andere Höhle übergreifen. Der mit Liquor gefüllte, den N. opticus umgebende Subarachnoidalspalt kommuniziert jedoch mit dem extrazellulären Raum zwischen Glaskörper und Choroidea, so daß hier Liquor in beiden Richtungen fließen kann.

Topographisch können am N. opticus 4 *Abschnitte* unterschieden werden:

• **Pars intraocularis** ist der nur 2 mm lange marklose Anfangsteil, der noch in der Bulbus-

wand liegt und durch die Löcher der Lamina cribrosa sclerae heraustritt.

• **Pars orbitalis** ist der längste Abschnitt und reicht vom hinteren Pol des Bulbus bis zum Canalis opticus. Dieser bereirs markhaltig gewordene etwa 3 cm lange Teil ist umgeben vom Orbitalfett und den 4 geraden Augenmuskeln. In ihn dringen etwa 1 cm hinter dem Bulbus die A. und V. centralis retinae für die Versorgung des Augapfels ein.

• **Pars canalicularis** ist der 0,5 cm lange Teil des Nerven, der den Canalis opticus gemeinsam mit der A. ophthalmica durchläuft. Hier können Drucksymptome und Schädigungen des Nerven oder des Gefäßes aufeinander übergreifen und dann Störungen im optischen System verursachen.

• **Pars intracranialis** ist mit etwa 1,5 cm Länge der letzte Teilabschnitt des Sehnerven. Dieser beginnt an der hinteren Öffnung des Kanals und endet in der Sehnervenkreuzung.

Innerhalb der Augenhöhle ist der etwa 3 cm lange Nerv etwas gebogen, manchmal sogar zu einer leichten S-Form geschlängelt (Abb. 3). So sind genügend Reservelängen für alle Bewegungen des Augapfels vorhanden, wodurch seine Zerrung verhindert wird. Die Krümmung wirkt aber auch als Puffer gegen seltene Verschiebungen des stoßempfindlichen Bulbus in sagittaler Ebene.

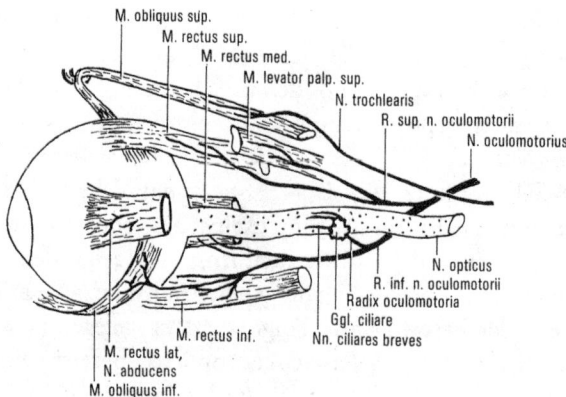

**Abb. 3** Nervöse Versorgung des Auges und der Augenmuskeln, linkes Auge von lateral her betrachtet.

Beim Druck gegen den Bulbus wird die Krümmung zunächst stärker, die Federkraft des N. opticus durch das in ihn eingebaute kräftige Bindegewebsgerüst größer. Der Bulbus wird sowohl durch den stärker gekrümmten Sehnerv wieder nach vorn geschoben, als auch durch die schrägen Augenmuskeln in seine ursprüngliche Lage gezogen. Beim *Exophthalmus* wird der Nerv annähernd durchgestreckt. Der biegsame N. opticus und seine bindegewebigen Scheiden, welche durch zusätzliche Septen verstärkt sind, bilden somit eine elastische Zone zum Ausgleich der Zug- und Druckbeanspruchung des Bulbus. Bei langandauernder krankhafter Verlagerung des Bulbus, z.B. bei *Enophthalmus oder Protrusio bulbi* wird der Krümmungsgrad des Sehnervs zwangsläufig verändert. Da jedoch die bindegewebigen Bestandteile des Nerven sich allmählich der Länge des retrobulbären Raumes anpassen, bleibt er fast in jeder Verlaufsform entspannt.

An der Orbitaspitze ist die Dura des Sehnerven mit dem Periost und dem Anulus tendineus verwachsen, so daß der M. rectus superior und der M. rectus medialis teilweise von der Nervenscheide entspringen. So sind die Bewegungsschmerzen des Augapfels bei entzündlichen Optikuserkrankungen zu erklären.

## 3.3 N. oculomotorius, N. III

Mit etwa 15 000–24 000 Nervenfasern [13, 30] erfüllt der relativ starke Nerv vielseitige Funktionen innerhalb der Augenhöhle. Seine Fasern sind **motorisch** und **parasympathisch**. In ihm sind also die *beiden efferenten Systeme* des Gehirns zu einer morphologischen Einheit vereinigt. Bei keinem anderen Hirnnerven ist diese Faserkombination gegeben.

Mit der Funktion der Dosierung und Ablenkung der einfallenden Strahlen und der Bewegung des Augapfels betraut, ist der Oculomotorius für das Sehen nicht weniger wichtig als der Sehnerv selbst.

Das ausgedehnte Kerngebiet des N. oculomotorius, **Nucleus nervi oculomotorii**, liegt im rostralen Mittelhirn ventral vom Aquädukt und von der Vierhügelplatte. Ein paariger lateraler großzelliger Anteil versorgt als motorisches Kernareal die äußeren Augenmuskeln. Rostral und medial der großzelligen motorischen Kerne liegt der kleinzellige parasympathische **Edinger-Westphal-Kern**. Der Okulomotoriuskern ist im zellulären Grundgerüst der Mittelhirnhaube eingebettet und Teil der Formatio reticularis. Dabei bildet der vegetative Kern die Perikarya der 1. Neurone, der motorische Kern hingegen die Perikarya der 2. Neurone. Die 1. motorischen Neurone kommen vorwiegend aus der kontralateralen, ein Teil jedoch auch aus der gleichseitigen Hirnrinde. Die Axone der 2. Neurone aus dem Okulomotoriuskern verlassen unmehr das Gehirn ungekreuzt. Die vegetativen Fasern des Nerven verlaufen wie die gesamte übrige Bahn des Vegetativums ohnehin ipsilateral.

Nach seinem Austritt aus dem Gehirn steigt der Nerv aus der Hirnschenkelgrube, Fossa interpeduncularis, abwärts und tritt am vorderen Rand der Brücke hervor. Hier liegt er im schmalen Spalt zwischen der A. cerebelli superior und der A. cerebri posterior, von wo aus der Nerv nach vorn und lateral in Richtung Türkensattel und Sinus cavernosus verläuft. In Höhe des Processus clinoideus posterior dringt er in die Dura ein, um nach etwa 2 cm die Fissura orbitalis superior des Keilbeins zu erreichen. In der Augenhöhle gelangt der Nerv zunächst lateral vom N. opticus in den Sehnenring, Anulus tendineus. Sofort nach Durchqueren des Ringes teilt er sich in seine beiden Hauptäste, den oberen *Ramus superior* und den unteren *Ramus inferior*:

• Der **R. superior** erhält lediglich einen Teil der motorischen Fasern für die Versorgung der beiden übereinander liegenden Muskeln, *M. rectus superior* und *M. levator palpebrae superioris*. Beide Muskeln werden von der Unterfläche her von mehreren Nervenzweigen innerviert (Abb. 2)

• Der wesentlich stärkere **R. inferior** erhält den restlichen Teil der *motorischen Fasern* und führt außerdem den gesamten *parasympathischen* Anteil für den Augapfel mit. Sein motorischer Teil wendet sich schräg nach unten und läuft am lateralen Rand des M. rectus inferior nach vorn. In seinem Verlauf entsendet er in verschiedenen Abständen 3 Muskeläste für den *M. rectus medialis*, den *M. rectus inferior* und zuletzt am Augapfel für den *M. obliquus inferior*. Alle 3 Äste ziehen unter dem Sehnerven hindurch zu ihren zugehörigen Muskeln. Da jede motorische Nervenfaser nur wenige Muskelfasern zu versorgen hat, ist der N. III im Verhältnis zu seinem Innervationsbereich auffallend stark (Abb. 3).

Der *parasympathische Anteil* des Nerven spaltet sich als **Radix oculomotoria** etwa im hinteren Drittel vom R. inferior ab und wendet sich steil nach oben zum **Ganglion ciliare**, das nicht nur in seiner Größe und Gestalt, sondern ebenso in seiner Lage zum Optikusnerven individuell sehr unterschiedlich angelegt sein kann (Abb. 4). Es liegt in den meisten Fällen am lateralen Rand des N. opticus etwa 1½ cm vom Bulbus entfernt. Es kann aber auch um mehr als 1 cm nach vorn oder nach hinten verlegt sein. Es kann oberhalb oder sogar unterhalb des N. opticus liegen. Auf seiner medialen Seite liegt es jedoch nie.

Das Ggl. ciliare ist *rein parasympathisch*. In ihm werden parasympathische Fasern des Oculomotorius auf das 2., postganglionäre Neuron umgeschaltet. Die Zellen des präganglionären 1. Neurons liegen im Edinger-Westphal-Kern im Mittelhirn. Zum Ganglion gelangen aber auch sensible und sympathische Fasern, ohne jedoch dort umgeschaltet zu werden. Die *sensiblen Fasern* stammen aus dem N. nasociliaris des 1. Trigeminusastes; sie versorgen den Augapfel sensibel (s. S. 26). Die *sympathischen Fasern* treten mit den Gefäßen in die Orbita ein und erreichen so das Ggl. ciliare. Ihre Fasern werden bereits im Ganglion cervicale superius im oberen Halsbereich auf das postganglionäre Neuron umgeschaltet. Über das Geflecht der A. carotis interna erreichen diese postganglionären sympathischen Fasern zunächst die Schädelhöhle und von dort in Begleitung der A. ophthalmica die Augenhöhle. Da sie als efferente Fasern zweineuronal sind, werden sie nur einmal umgeschlatet. Ihr Eintritt in das Ggl. ciliare bedeutet keine nochmalige Unterbrechung, sondern lediglich Anlehnung an die beiden anderen Nervenqualitäten. Faserbündel, die das Ganglion ciliare verlassen, sind deshalb stets gemischt.

Aus dem Ggl. ciliare ziehen die dünnen **Nn. ciliares breves** nach vorn zum Augapfel. Sie beinhalten nunmehr *sensible, sympathische und parasympathische Fasern*, die bis zum Augapfel gemeinsam verlaufen. Im Bulbus gehen die Fasern wieder auseinander und bilden jeweils ein eigenes feinmaschiges Netz. Die aus dem Trigeminus stammenden *sensiblen* Anteile bilden die dichtesten dieser nervösen Netze. Die *sympathischen* Fasern gehen zum radiär angeordneten *M. dilatator pupillae* in der Regenbogenhaut. Durch sie wird die Pupille erweitert. Die aus dem Okulomotorius kommenden *parasympathischen* Fasern durchsetzen die Sclera und gelangen zum Corpus ciliare und zur Iris, wo sie den *M. ciliaris* und den *M. sphincter pupillae* versorgen. Durch sie wird die Linse verformt und die Pupille verengt.

Von den 7 willkürlichen Muskeln der Orbita werden 5 allein durch den Okulomotorius innerviert:

• Der **periphere Totalausfall** des Nerven ist schwerwiegend, da dies mehrere Bewegungseinschränkungen des Bulbus zur Folge hat. Am meisten bestimmt ein *Auswärtsschielen* das äußere Erscheinungsbild, weil dann die Funktion des *M. rectus lateralis* und des *M. obliquus superior* überwiegt. Außerdem hängt das obere Augenlid herab, da auch der *M. levator palpebrae* ausgeschaltet ist. Eine geringe willkürliche Lidspaltenöffnung ist jedoch durch den M. frontalis und den oberen Lidmuskel noch möglich.

• Ein **einseitiger Ausfall** des motorischen Okulomotoriuskerns im Gehirn hat keine sofortige Lähmung der zugehörigen Muskeln zur Folge, da sich die motorischen Fasern intrazerebral nur teilweise kreuzen.

Dies gilt vor allem für die medial und kaudal gelegenen Muskeln, also diejenigen, welche vom Ramus inferior versorgt werden. Diese erhalten ihre Impulse sowohl von der gleichseitigen, wie auch von der gegenseitigen Hirnhälfte. Wegen der großen Ausdehnung des Kernareals sind **nuk-**leäre **Lähmungen** des Oculomotorius meist nicht vollständig, in der Regel bleiben die parasympathischen Anteile des Nerven länger verschont. Afferenzen erhält der Okulomotoriuskern von der Okzipitalregion der Sehrinde, vom oberen Hügel und vom Abduzenskern. Damit steht er im Dienst der *Willkür-, Viszero-* und *Reflexmotorik* des Auges.

Der *M. rectus medialis* erhält besonders zahlreiche motorische Fasern aus dem N. oculomotorius. Er ist stärker als sein Antagonist, M. rectus lateralis. Daher können viele Menschen willentlich beide Augäpfel gleichzeitig adduzieren und ein Einwärtsschielen hervorrufen. Gleichzeitige Abduktion der beiden Augäpfel hingegen ist nicht möglich. Der in der Jugend stärkere Tonus des M. rectus medialis kann jedoch bei manchen Individuen allmählich nachlassen und den Antagonisten zum Übergewicht verhelfen. Im Alter kann dies zu einer geringen Abduktionsstellung der Augen und zum zeitweiligen Auswärtsschielen führen.

Von den 3 unwillkürlichen inneren Augenmuskeln werden 2 vom Oculomotorius innerviert, M. ciliaris und M. sphincter pupillae. Bei einer peripheren Okulomotoriuslähmung ist die Akkommodation der Linse aufgehoben und die Pupille weitgestellt, weil der durch den Sympathicus gesteuerte M. dilatator pupillae allein tätig bleibt. Hat der parasympathische Anteil des Nerven in der Iris seinen sympathischen Antagonisten, so fehlt ihm im Akkommodationsmuskel ein solcher. Die Erschlaffung des durch den Parasympathicus kontrahierten M. ciliaris geschieht nämlich rein passiv-mechanisch. Die Kontraktion des Muskels verursacht eine Dehnung der elastischen Elemente und eine Speicherung elastischer Spannung in der mittleren Augenhaut, da diese mit nach vorn gezogen wird. Durch diese gespeicherte Energie kann sich die mittlere Augenhaut passiv wieder zurückziehen und so den Ziliarmuskel entspannen.

Für eine sympathisch-parasympathische Doppelinnervation des Ciliaris und des Sphincters, die in jüngster Zeit vermutet wird, gibt es noch keinen anatomischen Nachweis.

Teile der *sympathischen Fasern* verbinden sich schon in der Schädelhöhle mit dem N. III. Während seines Verlaufs entlang der äußeren Wand des Sinus cavernosus erhält der Oculomotorius nämlich einige feine Zweige aus dem sympathischen Geflecht der A. carotis interna. Diese sympathischen Zweige gelangen jedoch nicht alle in den Bulbus. Zum Teil dienen sie der Innervation der glatten Tarsal- und Orbitalmuskeln außerhalb des Bulbus. Die von Sympathikus innervierten *glatten Tarsalmuskeln* halten die Lider etwas offen und stellen die Weite der Lidspalte ein. Dabei unterstützen sie die Arbeit des quergestreiften und daher schneller ermüdbaren, vom Oculomotorius innervierten Lidhebers, *M. levator palpebrae superioris*.

Bei Tonusverminderung des **Sympathicus** (z. B. Müdigkeit) fällt deswegen schwer, die Augen offen zu halten. Am *Horner-Symptomenkomplex* (Engstellung der Pupille, hängendes Oberlid sowie eingesunkener Bulbus) erkennt man den einstigen Ausfall des Halssympathikus.
Der isolierte Ausfall des *Parasympathicus* ist ebenfalls möglich, er zeigt sich in der Erweiterung der Pupille und Aufhebung der Akkommodation, wobei die Muskelfunktion für die Augenbewegungen erhalten bleiben kann.

Die Nachbarschaftsbeziehung des Nerven zum Sinus cavernosus kann als relativ lokker bezeichnet werden, da der Oculomotorius an der lateralen äußeren Wand des Sinus vorbeiläuft. Viel intensiver ist die Beziehung des Nerven zu A. basilaris und ihren beiden Endästen. Diese Arterien können N. III derart umschlingen, daß sie ihm häufig keine Ausweichmöglichkeit lassen. Krankhafte Veränderungen der Arterienäste können daher Lähmungserscheinungen zur Folge haben.

## 3.4 N. trochlearis, N. IV

Der dünnste Gehirnnerv versorgt den längsten Muskel in der Augenhöhle, den *M. obliquus superior*. Weil dieser ganz medial in der Augenhöhle verlaufende Muskel erst über eine Umlenkrolle. Trochlea, den Augapfel erreicht, trägt der Nerv seinen Namen und wird deswegen auch als „Rollnerv" bezeichnet. Er ist *rein motorisch* und versorgt nur diesen Muskel.

Der Trochleariskern, **Nucleus nervi trochlearis**, liegt im Mittelhirn kaudal, in Höhe der Colliculi inferiores der Vierhügelplatte und empfängt die Impulse seiner 1. Neurone aus der gleichseitigen Hirnrinde. Die Wurzeln nehmen von hier einen schleifenförmigen Verlauf nach dorsal um das zentrale Höhlengrau des Aquädukts herum, kreuzen direkt über dem 4. Ventrikel komplett zur Gegenseite und treten dann als einziger der Hirnnerven *dorsal aus* dem Hirnstamm heraus. Der linksseitige N. trochlearis versorgt so den rechtsseitigen M. obliquus superior und umgekehrt. Um schließlich an der Hirnbasis auszutreten, muß der Nerv in einem Bogen um den Hirnschenkel verlaufen. Er erscheint dann am Seitenrande der Brücke, um lateral neben dem N. oculomotorius nach vorn zur Fissura orbitalis superior zu ziehen. Beim Austritt aus dem Gehirn liegt der Nerv zunächst im Subarachnoidalraum, wo er zwischen A. cerebi posterior und A. cerebelli superior etwa 2 cm entlang dem medialen Rand des Tentoriumschlitzes verläuft. Am vorderen Ansatz des Tentorium cerebelli senkt er sich in die Dura ein und gelangt nunmehr extradural zur Augenhöhle. Am Dach der Orbita zieht er schräg über den M. levator palpebrae superioris nach medial zum M. obliquus superior (Abb. 3).

Vom Eintritt in die Augenhöhle bis zum Eintritt in den Muskel liegt der Nerv nur eine kleine Strecke von etwa 1 cm frei. Doch gerade auf diesem kurzen Weg ist der Verlauf individuell sehr verschieden. Er kann in die obere Fläche oder in den seitlichen Rand des Muskels eintreten, näher am Ursprung oder weiter vorn den Muskel erreichen. Manchmal bildet er erst einen engen Bogen am lateralen Rand des Muskels und nicht selten kann sich der Nerv noch vor dem Erreichen seines Muskels in mehrere feine Äste aufspalten (Abb. 4).

Die Anzahl der Fasern ist im N. trochlearis auf etwa 1700–3400 beschränkt [5, 13]. Dennoch werden nur wenige Muskelfasern von jedem der Neuriten innerviert. Diese sehr differenzierte Innervation gilt jedoch auch für alle übrigen willkürlichen Augenmuskeln. Von einem Neuriten werden nicht mehr als 5–10 Muskelfasern versorgt.

Während seines Verlaufs in der Schädelhöhle berührt der N. IV wie der Oculomotorius die obere laterale Wand des Sinus cavernosus. Hier gesellen sich ihm feine sensible Zweige aus dem 1. Trigeminusast zu. Teile dieser sensiblen Fäserchen werden noch in der Schädelhöhle an die äußere Hirnhaut wieder abgegeben. Der restliche Teil dieser sensiblen Elemente sind propriozeptive Fasern für den *M. obliquus superior*; sie gelangen mit dem N. trochlearis in die Augenhöhle zum Muskel.

Der **Ausfall** eines N. trochlearis ist nicht selten. Da der von ihm versorgte M. obliquus sup. keine motorische Doppelinnervation erhält, ist ein leichtes *Einwärtsschielen mit Doppelsehen* die Folge einer Trochlearislähmung. Die Kreuzungsstelle der beidseitigen Nn. trochleares liegt wie oben erwähnt an der Dorsalseite des Hirnstamms rostral vom Velum medullare anterius. Eine Läsion an dieser Stelle verursacht einen beidseitigen Trochlearisausfall.

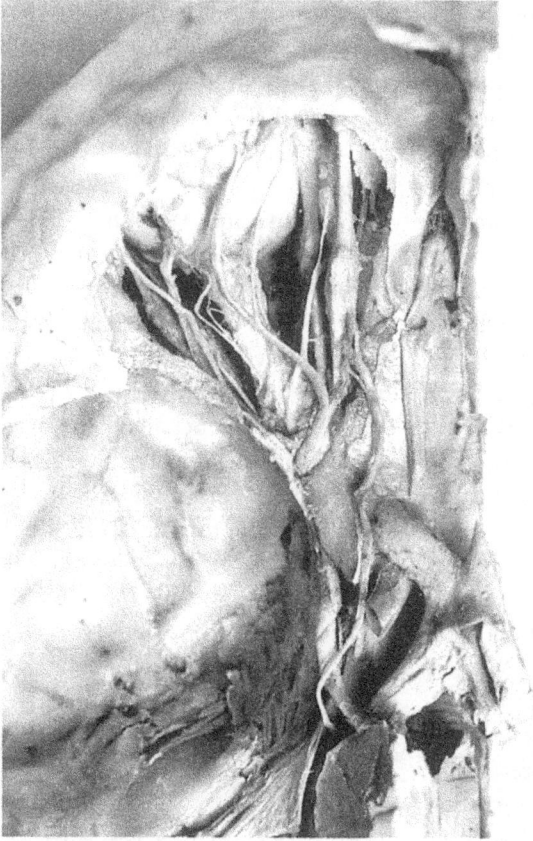

**Abb. 4a**   Nerven der linken Augenhöhle von kranial her betrachtet, 2. Schicht. Das Orbitadach, die Periorbita, der M. levator palpebrae sup. und M. rectus sup. sind entfernt.

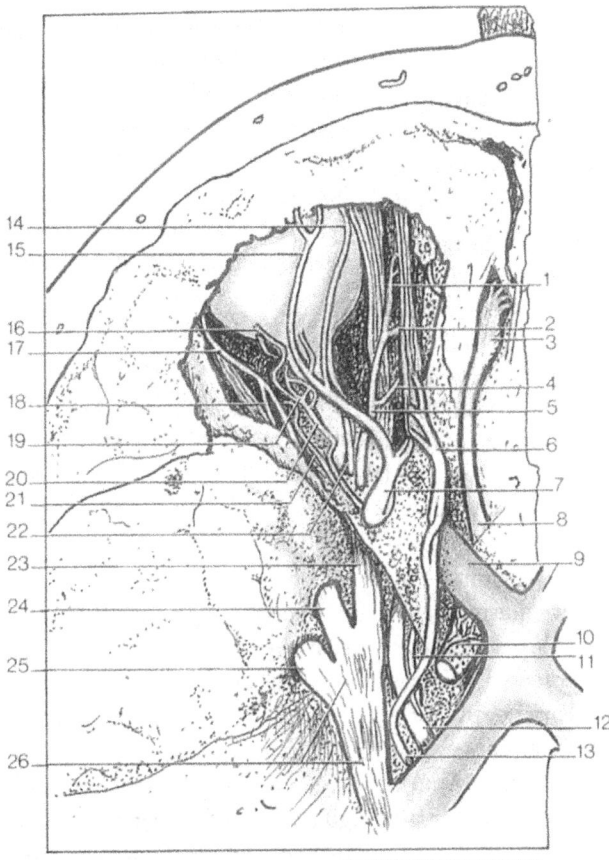

**Abb. 4b**

1 = N. infratrochlearis
2 = N. ethmoidalis anterior
3 = Bulbus olfactorius
4 = N. ethmoidalis posterior
5 = N. nasociliaris
6 = Endäste des N. trochlearis
7 = N. frontalis und seine Spaltung in
     N. supratrochlearis (re) und
     N. supraorbitalis (li)
8 = Tractus olfactorius
9 = N. opticus mit Chiasma opticum
10 = Plexus caroticus internus um die
      A. carotis interna
11 = N. abducens
12 = N. oculomotorius

13 = N. Trochlearis
14 = R. frontalis medialis
15 = R. frontalis lateralis
16 = Nn. ciliares breves
17 = N. lacrimalis
18 = R. communicans des N. zygomaticus
19 = Ganglion ciliare
20 = N. ciliaris longus
21 = N. abducens
22 = R. superior des N. oculomotorius x
23 = N. ophthalmicus
24 = N. maxillaris
25 = N. mandibularis
26 = N. trigeminus mit seinem Ganglion
      trigeminale

## 3.5 N. trigeminus, N. V

Der Nerv der ersten Kiemenbogenanlage ist *gemischt* und beinhaltet *motorische* und *sensible* Fasern. Der bei weitem dickste der Hirnnerven versorgt *motorisch alle Kaumuskeln* sowie Teile der Mundboden- und Rachenmuskeln, *sensibel den größten Teil des Kopfes*: Augenhöhle, Nasenhöhle, Mundhöhle, Haut des Gesichts und des Kopfes mit Ausnahme des Hinterkopfes und des Unterkieferwinkels. Er beteiligt sich an der Versorgung der *Hirnhäute* und des *Periostes* im Gesichtsschädel und dringt sogar in das Felsenbein ein, um den *äußeren Gehörgang* mitzuversorgen. Desweiteren erweist sich der Trigeminus als Leitnerv für vegetative Nervenäste, die ihr Versorgungsgebiet im Kopf haben. Schließlich gibt er den Nerven III, IV, VI und XII ihnen fehlende propriozeptive Fasern ab, welche für die Spannungs- und Dehnungsrezeptoren der äußeren Augenmuskeln und der Zungenmuskeln benötigt werden.

Entsprechend der Dicke und des Versorgungsgebietes des Nerven erstrecken sich die Trigeminuskerne von der Mittelhirn-Brücken-Grenze bis zum Halsmark und besitzen somit die größte Ausdehnung aller Hirnnervenkerne:

• Die **efferenten motorischen Fasern** kommen aus dem *Nucleus motorius nervi trigemini* unter dem rostralen Dreieck der Rautengrube. Dabei erhält der motorische Trigeminuskern seine Impulse aus beiden Hirnhälften.

• Für die **afferenten sensiblen Fasern** gibt es 2 Endkerne:
*Nucleus pontinus nervi trigemini* als Hauptkern des Trigeminus, in der Brücke gelegen. Er übernimmt vor allem die mechanorzeptiven Aufgaben der *epikritischen Sensibilität* für Druck und Berührung und empfängt außerdem die *propriozeptiven Signale* aus den äußeren Augenmuskeln.
• Der *Nucleus spinalis nervi trigemini* liegt im verlängerten Mark bis hinab zu den oberen Halssegmenten und leitet überwiegend die *protopathische Sensibilität* für Schmerz- und Temperaturempfindungen.

In diesen sensiblen Endkernen befinden sich die Perikarya der 2. Neurone. Hier werden die peripheren auf die zentrale Neurone umgeschaltet, bevor letztere zum Thalamus gelangen.
• Außer diesen beiden sensiblen Kernen gibt es ein gesondertes Kernareal im Mittelhirn, *Nucleus mesencephalicus nervi trigemini*, für die Aufnahme der **propriozeptiven Impulse** aus der Kaumuskulatur (s. S. 23).

Der N. V versogt den größten Teil des Kopfes sensibel. Alle übrigen sensiblen Nerven zusammen versorgen weniger Areale im Kopfbereich als der Trigeminus allein. Entsprechend ist der sensible Kern des Trigeminus der mächtigste aller Hirnnervenkerne und erstreckt sich über die Medulla oblongata bis hinunter zum Zervikalmark.

**Erkrankungen des N. trigeminus** sind oft besonders schmerzhaft. Häufig sind seine Äste aber nicht alle gleichzeitig, sondern nur einzelne betroffen. So kann z. B. eine *Trigeminusneuralgie* zu außerordentlich starken Schmerzattacken im Versorgungsbereich seines 2. und 3. Astes führen. Die sensible Trigeminusbahn läuft über Kerngebiete der Medulla oblongata schleifenförmig zum Thalamus der Gegenseite und schließlich zum Gyrus postcentralis. So muß auch beispielsweise die Bahn für die Schmerzleitung aus den Zähnen und dem Zahnfleisch über diesen Bogen, die sog. Schleifenkreuzung oder *„Lemniscus medialis"* zu höheren Zentren ziehen.

Der zunächst einheitliche N. trigeminus tritt mit seinen beiden Faserqualitäten seitlich am Übergang vom Brückenarm zur Brücke aus dem Gehirn heraus. Der Nervenstamm besteht aus 2 ungleich starken Wurzelanteilen. Der dünnere Anteil, *Portio minor*, beinhaltet nur *motorische Fasern* und wird deswegen auch als „**Radix motoria**" bezeichnet. Der wesentlich dickere Hauptanteil, *Portio major*, besteht aus *sensiblen Fasern* und wird daher „**Radix sensibilis**" genannt.

Seit einiger Zeit wird mit Rücksicht auf die anglo-amerikanische Literatur für diese sensible Wurzel des Nerven der Begriff „Radix sensoria" verwendet, obwohl der Trigeminus überhaupt keine sensorischen Fasern besitzt (s. S. 3).

Beide Wurzelanteile zusammen erreichen einen Durchmesser von mehr als 0,5 cm. An der Spitze der Felsenbeinpyramide durchbohrt der Nerv die harte Hirnhaut, bleibt aber weiterhin intradural, weil hier die Dura mater eine besondere Tasche, den Meckel-Raum, *Cavum trigeminale*, für den Trigeminusstamm bildet. Am seitlichen Abhang des Türkensattels bildet er sein sensibles **Ganglion trigeminale (Ggl. Gasseri** oder **Ggl. semilunare)**.

Bei häufigen Schmerzzuständen im Ausbreitungsgebiet des Trigeminus wird eine Punktion des Ganglion trigeminale angestrebt, um das gesamte Innervationsgebiet des Nerven auszuschalten. Dabei wird die Injektionsnadel von der Schädelbasis aus durch das Foramen ovale in den Meckel-Raum geführt. Narkotisierende Wirkung einzelner Äste erreicht man hingegen durch lokale Betäubung.

Im Bau kann das Ggl. trigeminale mit einem Spinalganglion der segmentalen Rückenmarksnerven verglichen werden. In ihm befinden sich nämlich die Perikarya der meisten sensiblen Trigeminusfasern, also die Nervenzellen der 1. Neurone. Von einem langen peripheren Fortsatz erhalten sie die Erregungen aus dem Versorgungsbereich des Trigeminus, die sie durch einen kürzeren zentralen Fortsatz zu den Endkernen im Gehirn weiterleiten. Wie bei allen sensiblen Fasern werden auch im Ggl. trigeminale die Neurone nicht umgeschaltet. Dementsprechend findet man in diesem Ganglion, wie in den Spinalganglien, keine Synapsen. Die beiden Umschaltstellen der 3neuronalen Trigeminusbahn liegen für das zentrale Neuron im Rautenhirn und für das kortikale Neuron im Thalamus.

Eine Besonderheit stellt das zusätzliche Kernareal des Trigeminus, *Nucleus mesencephalicus nervi trigemini*, dar. Diese schmale Zellsäule erstreckt sich von der Medulla kranialwärts bis ins Mittelhirn. Hier kommen lediglich die afferenten propriozeptiven Fasern aus dem Kiefergelenk, den Kaumuskeln sowie aus der Zungenmuskulatur an. Dieses Kernareal besteht, wie im peripheren Ggl. trigeminale, aus pseudounipolaren Nervenzellen, welche sonst in den sensiblen Ganglien außerhalb des Gehirns und Rückenmarks vorkommen. Die pseudounipolaren Zellen des Nuc. mesencephalicus sind keine Umschaltzellen für die 2. Neurone, sondern

Perikarya der 1., peripheren Neurone. Streng genommen handelt es sich also hierbei nicht um einen Endkern. Funktionell kann daher der Nuc. mesencephalicus nervi trigemini als ein Teil des Ggl. trigeminale aufgefaßt werden, der sich ins Mittelhirn verlagert hat.

Vom Ganglion trigeminale aus spaltet sich der Nerv in seine 3 kräftigen, annähernd gleichstarken Hauptstämme, **N. ophthalmicus**, **N. maxillaris** und **N. mandibularis**. Alle 3 gehen getrennt durch die Löcher des Keilbeins hindurch zum Gesichtsschädel. Die motorischen Fasern ziehen als Portio minor in das Ggl. trigeminale, ohne sich mit dessen Zellen zu verbinden, und schließen sich dann dem letzten Trigeminusast, N. mandibularis, an.

### 3.5.1 N. ophthalmicus, N. V$_1$

Vom Ggl. trigeminale aus verläuft er an der lateralen Wand des Sinus cavernosus nach vorn und erreicht die Augenhöhle durch die Fissura orbitalis superior. Noch vor dem Eintritt in die Augenhöhle entläßt er den rückläufigen *R. tentorii* für die sensible Versorgung der Dura mater im Bereich Kleinhirnzelt und Hirnsichel. Sodann teilt er sich in seine 3 Äste, den lateral gelegenen *N. lacrimalis*, den mittleren *N. frontalis* und den medial verlaufenden *N. nasociliaris* (Tab. 1, Abb. 5).

**a) N. lacrimalis:** Er ist der *schwächste Ast* und wendet sich ganz lateral, wo er oberhalb des M. rectus lateralis nach vorn zur Tränendrüse verläuft. Hier gibt er sehr

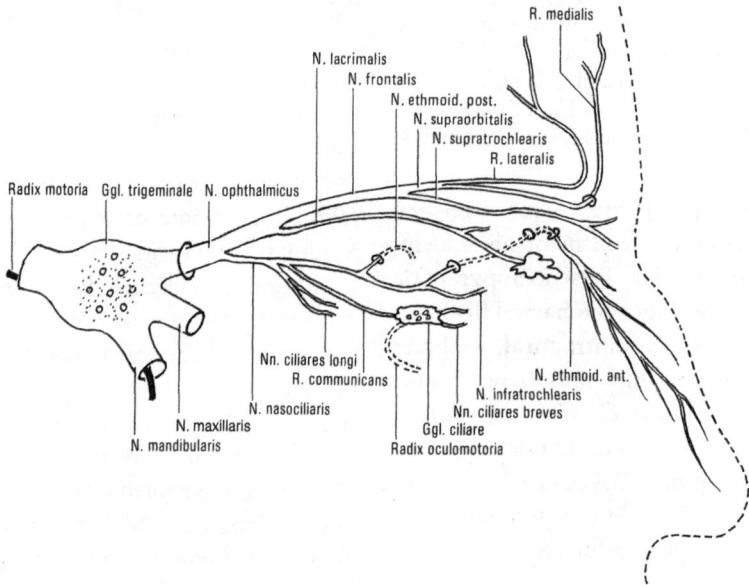

**Abb. 5**   N. ophthalmicus mit seinen Ästen

feine sensible Zweige an die bindegewebige Umhüllung und die Septen der Drüse ab. Der restliche Teil der Fasern durchsetzt als **Rr. palpebrales** die Tränendrüse und gelangt zum lateralen Lidwinkel, wo er die Haut und Bindehaut in diesem Bereich sensibel versorgt. Im hinteren Bereich der Augenhöhle zweigen sich einige feine Fädchen zur Periorbita der lateralen Orbitawand ab.

Seinem Namen als Tränennerv wird er nur teilweise gerecht, da er lediglich die Drüsenkapsel sensibel versorgt. Vor seinem Eintritt in die Glandula lacrimalis nimmt er jedoch über den *R. communicans* vegetative Fasern aus dem *N. zygomaticus* auf und führt sie dem sekretorischen Teil der Drüse zu (s. S. 31). Da die vegetativen Fasern sich erst im vorderen Orbitabereich dem N. lacrimalis anschließen, schränkt ein zeitweiliger Ausfall des Nerven die Sekretion der Tränendrüse nicht ein.

Eingehüllt in den Fettkörper der Orbita verläuft der N. lacrimalis gewöhnlich in Begleitung der gleichmamigen Arterie. Der Nerv kann so dünn sein wie ein Haar, kann aber auch die Dicke der Begleitarterie erreichen (Abb. 4, 5). Gelegentlich ist er in zwei Teile gespalten.

b) **N. frontalis:** Er ist der *stärkste Ast* und sein sensibles Verbreitungsgebiet liegt, wie sein Name besagt, im Stirnbereich, doch erreichen seine Fasern auch die Nasenwurzel, das Oberlid, die Conjunctiva und die Stirnhöhle. An der Versorgung der Augenhöhle und ihres Inhaltes ist er nicht beteiligt. Von allen Nerven der Orbita liegt er am oberflächlichsten. Am Orbitadach, unmittelbar unter dem Periost der Augenhöhle, zieht der Nerv nach vorn zum oberen Rand der Orbita, um von hier

aus die Stirn und die Nasenwurzel zu erreichen (Abb. 2).

Während seines Verlaufs in der Augenhöhle zweigt sich vom Stamm des Nerven der dünne **N. supratrochlearis** ab. Dieser ganz medial verlaufende Ast verläßt über der Trochlea die Augenhöhle, durchbohrt die quergestreiften Lidmuskeln und versorgt mit dünnen Zweigen die Haut am Oberlid, an der Nasenwurzel und an der unteren Stirngegend. Mit einem weiteren Zweig beteiligt er sich an der Versorgung der Conjunctiva am medialen Augenwinkel. Meist anastomosiert der Nerv mit dem N. infratrochlearis aus dem N. nasociliaris.

Der verbleibende dickere Stamm des N. frontalis wird als **N. supraorbitalis** bezeichnet. Er teilt sich im vorderen Bereiche der Augenhöhle in seine beiden Endäste, **R. lateralis** und **R. medialis.** Am oberen Rand der Orbita gelangen die beiden Äste durch die Foramina bzw. Incisurae supraorbitalis et frontales an die Stirn (Abb. 5). Die Zweige beider Nervenäste durchsetzen die Lid- und Stirnmuskulatur und versorgen die Haut und die Bindehaut des oberen Augenlides, das Periost des Stirn- und des Scheitelbeins sowie schließlich die Haut der Stirn bis zur hinteren Scheitelgegend (die sensible Innervation des Hinterkopfes bis hinauf zum Scheitel wird von den zervikalen Nerven des Nackens übernommen). Beide Äste entsenden auch Zweige zur Stirnhöhle, um sich an der Innervation der Sinusschleimhaut zu beteiligen.

Ein erheblicher Teil der zahlreichen sensiblen Nervenendigungen in der Kopfschwarte wird von den Endästen des N. frontalis gebildet. Entzündungen der Kopfschwarte können wegen ihrer unnachgiebigen Beschaffenheit zu großer

Spannung im Gewebe und damit zur schmerzhaften Reizung der darin befindlichen sensiblen Nerven führen. Die Stirnnerven gehen Verbindungen mit den Schläfenästen des N. auriculotemporalis (s. S. 37) und den Muskelästen des *N. facialis* ein (s. S. 62).

> Am oberen Rand der Orbita, an der *Incisura supraorbitalis*, sind **Entzündungen des 1. Trigeminusastes** durch Druck auf den N. frontalis, insbesondere auf seinen R. lateralis erfaßbar.

Die zahlreichen *Schweißdrüsen der Stirn* werden von den sympathischen Fasern aus dem Plexus caroticus internus versorgt, welche in der Nachbarschaft des Ggl. trigeminale an den 1. Trigeminusast abgegeben werden und in Begleitung seiner Hautäste die Stirn erreichen.

Es ist sogar denkbar, daß diese für die Stirn bestimmten Fasern als einzige der sympathischen Elemente nicht in den zervikalen Ganglien, sondern in kleinen intrakraniell gelegenen Ganglien neben den Trigeminusästen umgeschaltet werden (s. S. 111). Bei peripherer Ausschaltung des Trigeminus werden diese Schweißdrüsenfasern gelähmt. Vermutlich werden aber die sympathischen Fasern für die Gesichtshaut auch durch die Gefäße herangeführt. Die phylogenetisch erst bei den Primaten aufgetretene Schweißdrüsen spielen für die Wärmeregulation sowie für den Wasser- und Salzhaushalt eine entscheidende Rolle. Am häufigsten sind sie an den Hand- und Fußflächen vertreten, wo bis zu 360 pro cm$^2$ vorkommen. Aber auch im Gesicht dürfte ihre Zahl beträchtlich sein. Deren Sekretion im gesamten Körper wird allein sympathisch gesteuert (vgl. S. 116). Dabei kann die Schweißabsonderung bis zu mehreren Litern täglich betragen.

c) **N. nasociliaris:** Er ist funktionell der vielseitigste der 3 Ophthalmikusäste. Sein *Versorgungsgebiet* erstreckt sich auf den Augapfel, den medialen Augenwinkel, den Nasenrücken, die Schleimhaut der oberen und vorderen Nasenteile, die Nasenscheidewand, die Siebbeinzellen, die Keilbeinhöhle, die Stirnhöhle und wahrscheinlich auf die Dura der vorderen Schädelgrube. Er zweigt häufig noch vor dem Eintritt in die Augenhöhle vom Stamm des N. ophthalmicus ab. In der Augenhöhle muß er zunächst den Sehnerven überkreuzen, um an die mediale Orbitawand zu gelangen. Hier bettet sich der Nerv in den Spalt zwischen dem M. obliquus superior und dem M. rectus medialis und verläuft nach vorn (Abb. 4 u. 5). Innerhalb der Orbita schließt sich der N. nasociliaris meistens der A. ophthalmica an. Bevor er als N. infratrochlearis die Augenhöhle verläßt, gibt er mehrere Äste zum Augapfel und zur Nasenhöhle ab: *Nn. ciliares longi, N. ethmoidalis posterior, N. ethmoidalis anterior* und *N. infratrochlearis.*

● **Nn. ciliares longi:** Sie sind für die sensible Versorgung des Augapfels bestimmt. Die 3–4 Zweige verlassen den N. nasociliaris in seinem Anfangsteil. 2 oder 3 dieser Zweige verlaufen auf der medialen Seite des Opticus direkt zum Bulbus oculi, durchdringen die Sklera und versorgen die mittlere und äußere Augenhaut. Mindestens 1 Zweig der Nn. ciliars longi gelangt als R. communicans (Radix longa) in das Ggl. ciliare (s. S. 16), ohne aber mit dessen Zellen eine synaptische Verbindung einzugehen. Gemeinsam mit den vegetativen Fasern verläßt er das Ganglion, um, aufgespalten in die Nn. ciliares breves, den Augapfel zu erreichen. Durch Anastomosen sind die Nn. ciliares breves und longi miteinander verbunden. Alle Nn. ciliares leiten die Sensibilität aus der Sklera und Choroidea, aus dem Ziliarapparat und der Linse, aus der Iris und Cornea sowie teilweise auch aus der Conjunctiva.

Über den N. nasociliaris laufen die afferenten Bahnen für den Kornealreflex und teilweise auch für den Konjunktivalreflex ab. Der efferente Schenkel dieser Reflexe verläuft über Äste des N. facialis. So löst eine Berührung der Hornhaut oder der Bindehaut sofort den Lidschluß und etwas später auch den Tränenfluß aus.

Die Hornhaut erhält dichte Verzweigungen sensibler Fasern und ist deshalb bei Verletzungen besonders schmerzhaft. In ihr findet keine direkte Vaskularisation statt, weswegen Hornhauttransplantationen auf Grund fehlender immunbiologischen Reaktionen meist erfolgreich ablaufen und wegen der guten Regenerationsfähigkeit relativ schnell einheilen.

• **N. ethmoidalis posterior:** Er ist ein sehr feiner Ast des N. nasociliaris. Der Nerv zweigt im hinteren Orbitabereich ab und tritt durch das gleichnamige Foramen an der medialen Orbitawand zur Schleimhaut der hinteren Siebbeinzellen und der Keilbeinhöhle. Gemeinsam mit ihm durchzieht der R. orbitalis, ein Zweig aus dem 2. Trigeminusast, das obengenannte Foramen und versorgt in der Regel dieselben Gebiete. In seltenen Fällen kann der N. ethmoidalis posterior fehlen; die Innervation der genannten Hohlräume wird dann gänzlich vom R. orbitalis übernommen [6].

• **N. ethmoidalis anterior:** Er spaltet sich im mittleren Orbitabereich vom N. nasociliaris ab. Durch das Foramen ethmoidale anterius gelangt er meist seitlich der Siebbeinplatte direkt in die vordere Schädelgrube. Auf der Lamina cribrosa verläuft er unterhalb der Dura mater, also extradural, nach vorn und tritt durch eines der vorderen Löcher der Platte in die Nasenhöhle. Mit seinen **Rami nasales in-**terni versorgt er im vorderen Nasenabschnitt die Schleimhaut der Nasenscheidewand und der lateralen Nasenhöhlenwand. Mit einem längeren Hautast, **R. nasalis externus**, dringt er durch ein Loch des Nasenbeins oder an der Knochen-Knorpel-Grenze zur äußeren Nase, wo er das Periost und die äußere Haut des Nasenrückens bis zur Nasenspitze sensibel versorgt (Abb. 5).

Während seines Verlaufs von der Augenhöhle zur Siebplatte entsendet der N. ethmoidalis anterior feinste Zweige für die Schleimhautinnervation der mittleren und vorderen Siebbeinzellen sowie Teile der Stirnhöhle. Bevor der Nerv aus der Siebplatte wieder austritt, gibt er sensible Fasern, **R. meningeus**, für die Dura der vorderen Schädelgrube ab, womit sein komplizierter Verlauf zu erklären ist.

• **N. infratrochlearis:** Er zieht als direkte Fortsetzung des N. nasociliaris an der medialen Orbitawand nach vorn zum medialen Augenwinkel. Hier gibt er feine sensible Zweige ab für die Caruncula lacrimalis, den Tränensack, die mediale Hälfte des oberen Augenlides, die Gegend des medialen Augenwinkels mit den angrenzenden Teilen des Unterlides, für die Haut der seitlichen Nasenwurzel und des oberen Teils des Nasenrückens. Innerhalb der Orbita anastomosiert er mit dem N. supratrochlearis, außerhalb der Orbita mit dem N. facialis.

Der dünnste und funktionell am meisten beanspruchte Hautbezirk im Gesicht, das Oberlid, wird somit von allen 3 Ästen des N. ophthalmicus innerviert. Die als Tasthaare und Berührungsrezeptoren ausgebildeten Wimpern am Oberlid werden vermutlich ebenfalls von den Zweigen aller drei Ophthalmikusäste innerviert. Als verbindender Teil zwischen Haut und Bulbus wird die Conjunctiva überwiegend durch den N. frontalis innerviert, im lateralen Augenwinkel beteiligt sich der N. lacrimalis, im medialen Augenwinkel der N. nasociliaris. Die Cornea gehört ganz dem Bulbus an, sie wird allein durch den N. nasociliaris innerviert. Die Nervenversorgung der Tarsaldrüsen geschieht vegetativ allein durch den Sympathikus (s. S. 111).

Der N. ophthalmicus mit seinen 3 Ästen ist somit der *Hauptnerv für die sensible Versorgung des Auges*, der *Augenhöhle* und ihres Inhaltes, der Haut und der Schleimhaut der vorderen und oberen *Nase*, der Haut des *Oberlides* und der *Stirn*, der Schleimhaut der *Nasennebenhöhlen* mit Ausnahme der Kieferhöhle; weiterhin versorgt der Nerv das äußere *Periost des Nasenrückens* und des *Stirnbeins* sowie das innere Periost der *Schädelhöhle* im Bereich der mittleren und vorderen Schädelgrube. Vom Stamm des N. ophthalmicus gehen mehrere sehr feine sensible Zweige ab zu den motorischen Augennerven und mindestens 1 R. meningeus zur *Dura.*

## 3.5.2  N. maxillaris, N. V₂

Der 2. Trigeminusast ist ebenfalls *rein sensibel*. Die vegetativen Fasern, die sich ihm erst im Gesichtsschädel zugesellen, kommen aus dem N. intermedius und aus dem Halssympathikus. Der relativ dicke N. maxillaris verläßt das Ggl. trigeminale schräg nach vorn unten und tritt durch das Foramen rotundum des Keilbeins in die Flügelgaumengrube ein. In seinem etwa 1,5 cm langen Verlauf innerhalb der

Schädelhöhle sendet er meist 2 feine Fädchen als *R. meningeus* zur Dura der mittleren Schädelgrube. In der Fossa pterygopalatina teilt sich der Nerv in seine 3 Hauptanteile, den abwärtsziehenden *N. pterygopalatinus*, den aufsteigenden *N. zygomaticus* und den nach vorn verlaufenden *N. infraorbitalis* (Abb. 6, Tab. 1).

a) **N. pterygopalatinus    (Rr. ganglionares):** Er wendet sich vom Stamm des N. maxillaris in scharfem Bogen nach unten. Der Nerv besteht aus 4–5 dünneren Faserbündeln, weshalb er häufig auch als Nn. pterygopalatini bezeichnet wird. Ihm ist im oberen Teil der Flügelgaumengrube das autonome Ggl. pterygopalatinum angelagert. Es handelt sich um die Umschaltstelle für parasympathische Fasern des VII. Hirnnerven, die über den N. intermedius, N. petrosus major und N. canalis pterygoidei das Ggl. pterygopalatinum erreichen. Im Canalis pterygoideus, durch welchen schließlich die parasympathischen Fasern zur Flügelgaumengrube geführt werden, befinden sich auch sympathische Fasern des N. petrosus profundus. Sie stammen aus dem Geflecht der A. carotis interna. Im Kanal selbst verbinden sich beide Nervenkomponenten des autonomen Systems zum N. canalis pterygoidei und münden in das Ggl. pterygopalatinum (näheres s. bei N. facialis). Im Ganglion werden lediglich die parasympathischen Fasern vom prä- auf das postganglionäre Neuron umgeschaltet. Die sympathischen und die sensiblen Fasern durchlaufen das Ganglion, ohne eine synaptische Verbindung mit dessen multipolaren Zellen einzugehen. Diese postganglionären Neuriten benutzen die Bahn der Maxillarisäste, um mit ihnen die Erfolgsorgane zu erreichen. Der nach abwärts

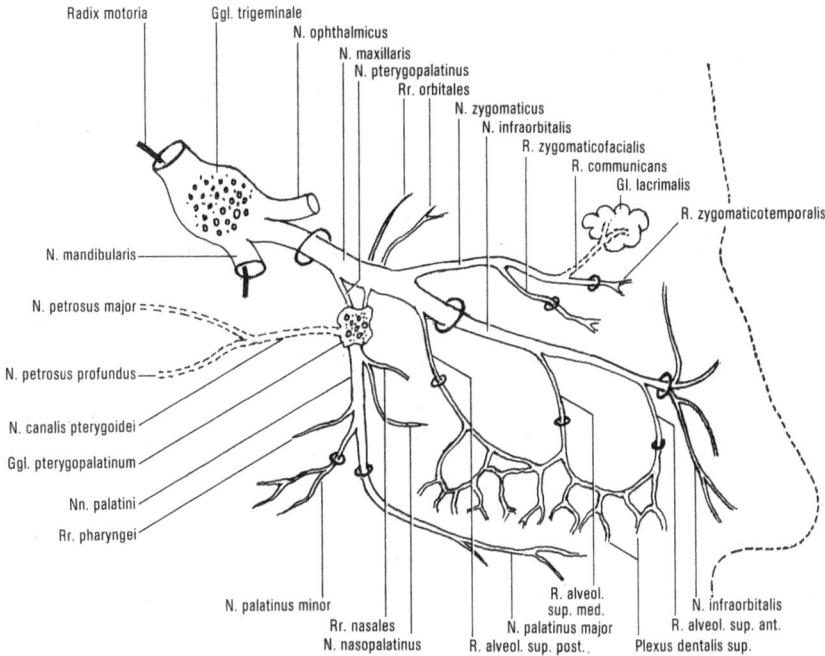

**Abb. 6**    N. maxillaris und seine Beziehung zum Ganglion pterygopalatinum

ziehende N. pterygopalatinus beinhaltet somit doppelläufige Neuriten, afferente sensible und efferente vegetative Fasern. Auf diese Weise werden den übrigen Ästen des N. maxillaris vegetative Elemente zugeführt, wodurch aus ursprünglich sensiblen Nerven nunmehr gemischte Nerven hervorgehen. Die erste Aufzweigung des N. pterygopalatinus erfolgt in der unmittelbaren Umgebung des Ggl. pterygopalatinum. Es entstehen die *Rr. orbitales,* *Rr. nasales, R. pharyngeus* sowie die kräftigen *Nn. palatini* (Abb. 6). Alle führen *sensible, parasympathisch-sekretorische* und *sympathische* Qualitäten für die Schleimhäute.

• **Rr. orbitales:** Gewöhnlich zielen 3 Nervenzweige vom Ganglion aus aufwärts, treten durch die Fissura orbitalis inferior in die Augenhöhle ein und durch das Foramen ethmoidale posterius aus der Augenhöhle wieder aus zu den angrenzenden Nasennebenhöhlen. In der Orbita versorgen sie mit *sensiblen Fasern* die Periorbita am Boden der Augenhöhle und senden einige Fädchen zur Optikusscheide. Der verbleibende Teil dieser Rr. orbitales zieht mit dem N. ethmoidalis posterior des 1. Trigeminusastes durch ein Loch der medialen Orbitawand in die Keilbeinhöhle und zu den hinteren Siebbeinzellen. Dort versorgen beide Nervenäste die Schleimhaut und Schleimhautdrüsen sensibel und sekretorisch.

Die von den Rr. orbitales versorgten Nasennebenhöhlen entwickeln sich wie die übrigen Nebenhöhlen aus der Nasenhöhle und sind deshalb von derselben Schleimhaut ausgekleidet wie diese. Daher müssen sie von beiden Komponenten des autonomen Systems versorgt werden, da neben der sensiblen Innervation die Fähigkeit zur Sekretbildung in den Schleimdrüsen gesteuert werden muß.

Ein R. orbitalis ohne parasympathischen Anteil, wie er in den meisten Lehrbüchern beschrieben wird, ist daher entwicklungsgeschichtlich wie auch funktionell wenig wahrscheinlich.

Ein Teil der *sympathischen Fasern*, die mit den Rr. orbitales die Augenhöhle erreichen, versorgen den glatten M. orbitalis. Dieser kleine Muskel überzieht die Fissura orbitalis inferior und soll bei seiner Kontraktion den vor ihm liegenden Fettkörper und somit das Auge nach vorn drängen und somit einem Einsinken des Bulbus entgegenwirken. Beim Ausfall des Halssympathikus ist daher auch ein Einsinken des Augapfels (Enophthalmus) symptomatisch.

• **Rr. nasales:** Mit etwa 10 Fäden gelangt ihr größter Teil durch das Foramen sphenopalatinum zur Nasenhöhle, der kleinere Teil durch weitere kleinere Öffnungen an der Rückwand des Cavum nasi zur hinteren Nase. Alle Äste sind Schleimhautnerven und versorgen den größeren hinteren Abschnitt der Nasenhöhle mit ihren *sensiblen* und *sekretorischen Fasern*. Sie zerfallen in 2 Gruppen, eine mediale für die Nasenscheidewand und eine laterale für die Seitenwand der Nase und die hier befindlichen Muscheln. Die Zweige werden entsprechend ihrem Versorgungsgebiet **Rr. nasales posteriores laterales et septi** genannt. Die mediale Gruppe, welche die Schleimhaut des Septum nasi auf der betreffenden Nasenhälfte versorgt, entsendet einen besonders starken Ast als **N. nasopalatinus** schräg nach vorn unten zum

Canalis incisivus. Hier verbindet sich der Nerv mit seinem Gegenstück aus der anderen Nasenhälfte und tritt als einheitlicher Nerv in die Mundhöhle ein; das ist eine der Ausnahmen, in denen Nerven beider Kopfhälften schon vor ihrem Endausbreitungsgebiet zusammentreffen. Der nunmehr unpaare N. nasopalatinus versorgt das palatinale Zahnfleisch der oberen Schneidezähne und sendet feinste Ästchen zur Schleimhaut des Gaumens.

Einige Nasenzweige des 2. Trigeminusastes scheinen durch *Chlor* und *Ammoniak* gereizt zu werden und so den typisch stechenden Geruch zu vermitteln, denn bei einer Lähmung des N. maxillaris bleiben diese Empfindungen aus [13]. Außerdem stellen die sensiblen Trigeminusfasern der Nasenschleimhaut den *afferenten Schenkel* eines Leitungsbogens dar, der den **Niesreflex** auslöst. Dieser hat seinen efferenten Schenkel im N. vagus. Dabei werden die afferenten Impulse aus dem Trigeminus zunächst auf die Formatio reticularis im Hirnstamm und von dieser auf die motorischen und vegetativen Nervenkerne für die Kehlkopf- und Atemmuskulatur übertragen.

• **R. pharyngeus:** Er verläßt das Ggl. pterygopalatinum nach hinten, durchsetzt mit einigen Zweigen feine Kanälchen des Keilbeinkörpers und erreicht das Schlunddach. Hier verzweigt er sich in der Schleimhaut der Pars nasalis des Pharynx sowie in der Umgebung der Tubenöffnung. Ein dünner Zweige kann in die Keilbeinhöhle ziehen, wo er die Sinus-Schleimhaut mitversorgt.

• **Nn. palatini:** Sie schließen sich kaudal vom Ggl. pterygopalatinum an. Es sind meistens 4 kräftige Äste, die im Canalis palatinus major zunächst gemeinsam, dann aber als 2 getrennte Nerventeile, dem stärkeren *N. palatinus major* und dem schwächeren *N. palatinus minor*, abwärts zum Gaumen ziehen (Abb. 7).

• Der **N. palatinus major** gibt zunächst während seines Verlaufs im Canalis pterygopalatinus einige Äste als **Rr. nasales** an die Schleimhaut im Bereich der unteren Muschel ab. Er zieht dann durch das Foramen palatinum majus des Gaumenbeins zur Mundhöhle, teilt sich in mehrere Zweige auf und versorgt sensibel und sekretorisch die Schleimhaut im hinteren Bereich des harten Gaumens bis zum Eckzahn sowie das palatinale Zahnfleisch im Bereich der Molaren, Prämolaren und des Caninus. Anastomosen mit den Zweigen des N. nasopalatinus, welche den vorderen Teil des harten Gaumens versorgen, sind regelmäßig vorhanden (s. o.). Gegenüber der übrigen Mundschleimhaut ist die Berührungsempfindung der Gaumenschleimhaut relativ gering, jedoch sind Verletzungen schmerzhaft, wenn dabei periostale Nervenzweige mitbetroffen sind.

• Der **N. palatinus minor** ist etwas schwächer als der vorige. Er gibt noch im Canalis palatinus major einige dünne Zweige nach hinten ab, die den Flügelfortsatz des Keilbeins durch feinste Spalten überwinden und die nasale Fläche des weichen Gaumens erreichen. Der Stamm des Nervs tritt dann durch das Foramen palatinum minus des Gaumenbeins in die Mundhöhle. Manchmal ist der Nerv gespalten, und es existieren 2 Foramina palatina minora. Seine Äste wenden sich nach dorsal und versorgen die Schleimhaut des weichen Gaumens auf der oralen Fläche sowie die angrenzende Schleimhaut oberhalb der Tonsilla palatina. Der N. palatinus minor führt außerdem als einziger der Maxillarisäste auch motorische Fasern für den M. levator veli palatini. Diese motorischen Fasern stammen aus dem N. facialis und haben in Begleitung des N. petrosus

major das Ggl. pterygopalatinum erreicht, um von dort im N. palatinus minor zu diesem quergestreiften Muskel des Gaumensegels zu gelangen (s. S. 52).

b) **N. zygomaticus:** Er erhält seine beiden vegetativen Anteile vom Ggl. pterygopalatinum über den N. pterygopalatinus und spaltet sich dann als gemischter Nerv vom Stamm des N. maxillaris ab. Er wendet sich nach oben zur Fissura orbitalis inferior und erreicht die laterale Wand der Orbita. Hier teilt sich der Nerv in 2 Äste: *Rr. zygomaticotemporalis et zygomaticofacialis*. Beide treten durch die gleichnamigen Kanälchen des Jochbeins aus der Augenhöhle wieder aus, um in der Tiefe das Periost und oberflächlich die Haut zu versorgen.

• Der **R. zygomaticotemporalis** tritt an der Dorsalfläche des oberen Jochbeinfortsatzes in die Schläfengrube ein, versorgt mit tiefen Zweigen das Periost und mit oberflächlichen die Haut in der Schläfengegend.

• Der **R. zygomaticofacialis** verläuft an der unteren Orbitawand nach vorn, zieht kurz vor dem unteren Orbitarand durch ein Kanälchen und tritt aus dem Foramen zygomaticofaciale des Jochbeinkörpers aus zum Periost und zur Haut über dem Jochbein.

Von einem der beiden oben genannten Äste, vorwiegend jedoch vom R. zygomaticotemporalis, steigt ein dünner vegetativer Zweig als **R. communicans** an der lateralen Orbitawand aufwärts und verbindet sich mit dem N. lacrimalis des 1. Trigeminusastes (Abb. 4, 6). Begleitet vom N. lacrimalis erreicht er dann die Tränendrüse, wo er die Sekretion der Drüse regelt.

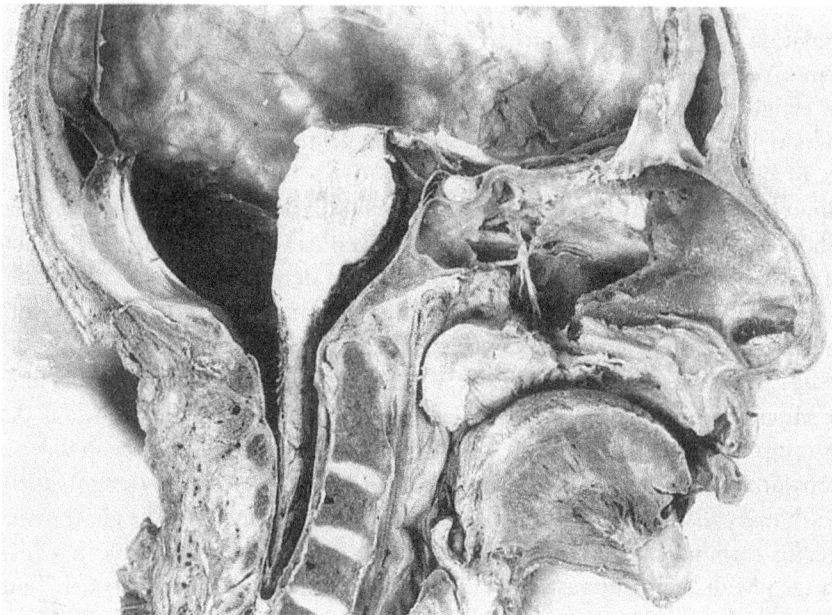

**Abb. 7a**   Nerven der linken Nasenhälfte von medial her betrachtet. Nasenscheidewand ist entfernt, Canales pterygoideus und pterygopalatinus eröffnet.

Möglicherweise führt der R. communicans auch sensible Fasern mit, um gemeinsam mit Ästen des N. lacrimalis die Periorbita im lateralen Bereich zu versorgen. Gelegentlich kommt es vor, daß sich der vegetative R. communicans und der sensible N. lacrimalis erst innerhalb der Tränendrüse verbinden.

**c) N. infraorbitalis:** Er ist der stärkste der 3 Maxillarisäste und der eigentliche Nerv des Oberkiefers. Er versorgt die Kieferhöhle, die oberen Zähne, das bukkale Zahnfleisch und die Haut der Maxilla *sensibel* und *sekretorisch*. Als unmittelbare Fortsetzung des Nervenstammes gelangt der N. infraorbitalis von der Flügelgaumengrube zur Fissura orbitalis inferior, legt sich am Boden der Orbita in einen Sulcus infraorbitalis und tritt schließlich durch das Foramen infraorbitale an die Außenfläche des Oberkiefers. Vor seinem

Austritt aus dem Knochen gibt er noch innerhalb des Knochens in verschiedenen Abständen 3 Äste für den Oberkiefer ab: *R. alveolaris superior posterior, medius, anterior.* Diese vereinen sich am Boden des Sinus maxillaris zu einem Nervengeflecht für die Zähne.

• Der **R. alveolaris superior posterior** ist der hintere Ast. Er spaltet sich noch in der Fossa pterygopalatina vom Stamm des N. infraorbitalis ab und zieht an der Rückwand der Kieferhöhle in mehreren Zweigen abwärts. Einige dieser Zweige bleiben auf der Außenfläche des Knochens und versorgen mit feinen Fädchen die Schleimhaut der angrenzenden Wangenteile und das bukkale Zahnfleisch der drei Molaren. Andere Zweige treten durch die Foramina alveolaria der Maxilla unter die Schleimhaut der Kieferhöhle. Nach Ab-

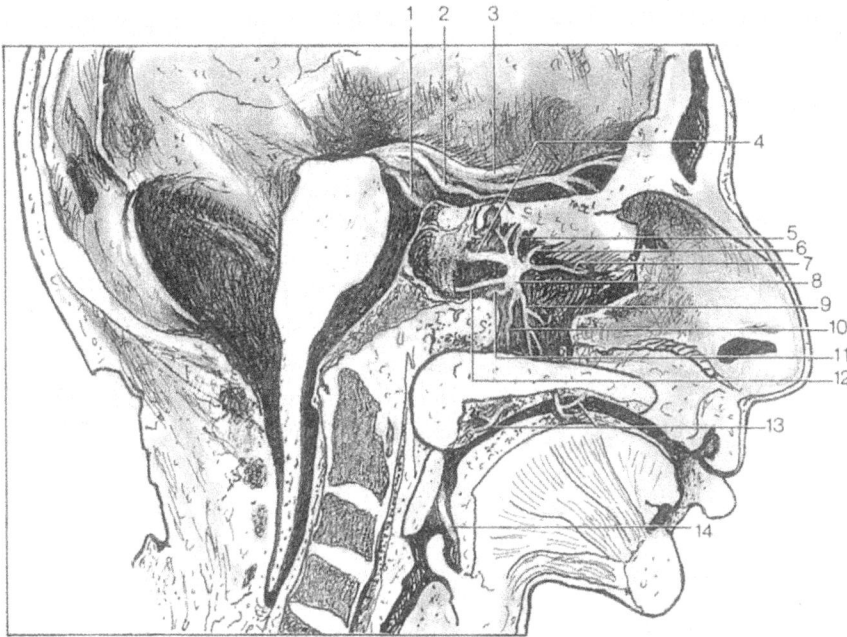

**Abb. 7b**

1 = N. abducens
2 = N. trochlearis
3 = N. ophthalmicus
4 = N. maxillaris
5 = Rr. orbitales und

6 = Rr. nasales des N. pterygopalatinus
7 = N. infraorbitalis
8 = Ganglion pterygopalatinum
9 = N. palatinus major
10 = N. palatinus minor

11 = Rr. pharyngei
12 = N. canalis pterygoidei
13 = Nn. palatini major et minor
unterhalb des harten Gau-
mens
14 = R. lingualis des N. glossopharyngeus

gabe einiger Äste für die Sinus-Schleimhaut verlaufen sie entlang der hinteren
Sinuswand zum Boden der Kieferhöhle,
wo sie mit Zweigen anderer Rami alveolares den Plexus dentalis superior bilden
(s. u.). Vom R. alveolaris superior posterior werden vorwiegend die *oberen Molaren* innerviert.

Wenn eine **fortschreitende Pulpitis** an den obe-
ren Molaren unerkannt bleibt, kann der
Schmerz über diesen Ast auf den gesamten
N. maxillaris übergeleitet werden und im Ein-
flußbereich des Nerven die Symptome einer
*Trigeminusneuralgie* hervorrufen.

• Der **R. alveolaris superior medius** ist der
mittlere Ast. Er löst sich in seinem Verlauf

innerhalb des Knochens am Dach der Kieferhöhle vom N. infraorbitalis ab und verläuft in einer Rinne der lateralen Sinuswand zum Boden der Kieferhöhle, wo er
über den Plexus dentalis superior hauptsächlich Zweige zu den *Prämolaren* entsendet. An der Innervation der Kieferhöh-
lenschleimhaut ist er ebenfalls beteiligt.

• Der **R. alveolaris superior anterior** ist
der vordere Ast. Er verläßt den N. infraorbitalis kurz vor seinem Austritt aus dem
Foramen infraorbitale, zieht mit mehreren
Zweigen in besonderen Knochenkanälchen an der Vorderwand des Sinus maxillaris hinab zum Alveolarrand, wo er sich
an der Bildung des Plexus dentalis superior beteiligt. Seine Fasern innervieren

hauptsächlich den *Eckzahn* und die *Schneidezähne der gleichen Kieferhälfte.*

Wie die beiden anderen Äste ist höchst wahrscheinlich auch dieser Ast an der sensiblen und sekretorischen Versorgung der Sinus-Schleimhaut beteiligt.

Dicht über den Wurzelspitzen der oberen Zähne verbinden sich die 3 Rr. alveolares durch bogenförmige Anastomosen zu einem weitmaschigen Nervengeflecht, **Plexus dentalis superior**, das sich über den ganzen Alveolarfortsatz erstreckt. Vom Plexus gehen die **Rr. dentales** ab in die *Wurzelkanäle zur Pulpa* für die Versorgung der Zähne selbst, während die **Rr. gingivales** an der Außenfläche der Zähne das Periost der Alveolen, die Wurzelhaut und das Zahnfleisch der bukkalen Seite versorgen. Trotz der Plexusbildung werden die hintere, mittlere und vordere Zahnreihe und ihr bukkales Zahnfleisch vorzugsweise jeweils von 1 der 3 Rr. alveolares innerviert.

Schmerzen eines Zahnes können jedoch über den Plexus geleitet werden und auf die Nachbarzähne oder sogar auf die gesamte Kieferhälfte ausstrahlen: *Je heftiger der Schmerz, desto ungenauer die Angaben über seine Lokalisation.* Nicht selten können erhebliche Anteile der Rr. alveolares unter der Schleimhaut des Sinus maxillaris liegen und von hier aus die Zweige für die Zähne abgeben. Bei einer Antrumentzündung sind daher manchmal Schmerzen an mehreren oder an allen Zähnen der gleichen Kieferhälfte zu spüren. Ebenso kann das Ausräumen des Sinus maxillaris zur *Vitalitätsminderung* oder sogar zur Abtötung der betroffenen Zahnnerven führen.

Der N. infraorbitalis tritt mit seinen verbleibenden Hautästen durch das Foramen infraorbitale unter die Haut des Oberkiefers und strahlt hier in seine Endäste aus (s. Abb. 9). Er versorgt das Periost des Oberkiefers und ein Hautareal vom unteren Augenlid bis zur Oberlippe. Auf dem Kieferknochen gibt er 3 büschelartige Astgruppen ab, die als *Rr. palpebrales, Rr. nasales* und *Rr. labiales*, orbital-, nasal- und oralwärts verlaufen. Weil diese Hautäste des N. infraorbitalis wie die Zehen eines Gänsefußes fächerförmig auseinanderstrahlen, wird der ganze Nervenfächer auch als *Pes anserinus* bezeichnet.

• Die **Rr. palpebrales** treten am unteren Rand des M. orbicularis oculi zur Oberfläche, versorgen das untere Augenlid und beteiligen sich an der Innervation des lateralen Augenwinkels.

• Die **Rr. nasales** versorgen mit äußeren und inneren Zweigen die Haut des Nasenflügels, des Nasenlochs und die noch verhornte Binnenhaut des Nasenvorhofs.

• Die **Rr. labiales** verlaufen zunächst zwischen Knochen und Muskulatur abwärts, treten dann an die Oberfläche und versorgen die Haut über der Maxilla, die Haut der Oberlippe, des angrenzenden Mundwinkels, des Lippenrots sowie die Schleimhaut der Oberlippe.

Alle 3 Astgruppen enthalten auch tiefe Äste für das Periost. Die Hautäste des N. infraorbitalis gehen mehrere Verbindungen mit den Zweigen des N. facialis ein. Die zahlreichen kleinen Schweißdrüsen der Oberlippe werden durch sympathische Fasern innerviert, die vermutlich mit den Endzweigen des N. infraorbitalis die Haut erreichen. Am Eingang der Nase dringen diese sympathischen Fasern in das Vestibulum ein, wo sich noch Talg-, Schweiß- und apokrine Drüsen befinden.

Am *Foramen infraorbitale* befindet sich der **mittlere Trigeminusdruckpunkt** für die Feststellung von entzündlichen Prozessen an seinem 2. Ast. Eine schmerzhafte Reizung des N. infraorbitalis mit seinen Zahnästen ist auch durch eine Entzündung des Sinus maxillaris möglich, da dieser nur durch eine papierdünne Knochenlamelle vom Nerven getrennt ist.

Da der N. infraorbitalis keine direkte Äste zur Orbita entsendet, können isolierte Leiden des Nerven lediglich wegen der unmittelbaren Nachbarschaft subjektive Schmerzempfindungen im Orbitabereich hervorrufen.

Die Schmerzzustände der Sinus paranasales überdauern die Resektion einzelner Trigeminusäste des öfteren, weil an der Versorgung der Sinusschleimhäute auch das Ggl. pterygopalatinum reichlich beteiligt ist [9].

Der N. maxillaris versorgt somit die Schleimhaut der hinteren und unteren Teile der Nasenhöhle, der Kieferhöhle, der Oberlippe, des harten und des weichen Gaumens, die Zähne und das Zahnfleisch am Oberkiefer, das Periost des Jochbeins und des Oberkiefers, die Haut der vorderen Schläfengegend, der vorderen Wangenteile, des Nasenflügels, des Unterlids und der Oberlippe. Außerdem beteiligt er sich an der Innervation der Periorbita, der Keilbeinhöhle, der hinteren Siebbeinzellen, der Dura in der mittleren Schädelgrube, der Schleimhaut der Tuba auditiva und schließlich der Pars nasalis des Schlundes.

### 3.5.2.1 Übersicht über die Nervenversorgung der Nasenhöhle

Die **Nasenschleimhaut** wird **sensorisch** durch den *N. olfactorius*, **sensibel** durch den *1. und 2. Trigeminusast*, **parasym**pathisch durch den *N. petrosus major* aus dem N. facialis (siehe N. intermedius), **sympathisch** durch den N. petrosus profundus aus dem Geflecht der A. carotis interna versorgt.

Der N. olfactorius innerviert das Riechepithel an der oberen Muschel und den oberen Teil der Nasenscheidewand.

Der N. ethmoidalis anterior aus dem 1. Trigeminusast innerviert die respiratorische Schleimhaut im vorderen und oberen Bereich der Nasenhöhle.

Die Rr. nasales und der N. nasopalatinus aus dem 2. Trigeminusast innervieren die Nasenhöhle und die Nasenscheidewand im hinteren und unteren Bereich.

Der N. infraorbitalis aus dem 2. Trigeminusast innerviert den Naseneingang bis zum Übergang von Haut zu Schleimhaut.

Die vegetativen Fasern für die Nasendrüsen verteilen sich in Begleitung der sensiblen Trigeminusäste.

### 3.5.2.2 Nervenversorgung der Nasennebenhöhlen – Übersicht

Die **sensiblen** Nerven für die Schleimhaut der Sinus paranasales stammen, wie für die Nasenhöhle selbst, aus dem *1. und 2. Trigeminusast*, die **parasympathischen** Fasern für die Stirnhöhle und die Siebbeinzellen aus dem *N. oculomotorius*, für die Keilbein- und Kieferhöhle aus dem *N. facialis*, die **sympathischen** Fasern aus dem Geflecht der A. carotis interna.

• Die **Stirnhöhle**, Sinus frontalis, wird durch *2 Nerven* versorgt: N. supraorbitalis aus dem *N. frontalis* und N. ethmoidalis anterior aus dem *N. nasociliaris* (beide $V_1$).

• Die **Keilbeinhöhle**, Sinus sphenoidalis, und die hinteren Siebbeinzellen, Cellulae ethmoidales posteriores, werden durch 2 Nerven versorgt: N. ethmoidalis posterior aus dem N. *nasociliaris* (V$_1$) und Rr. orbitales aus dem N. *pterygopalatinus* (V$_2$).

Da die Keilbeinhöhle und die **hinteren Siebbeinzellen** entwicklungsgeschichtlich von einer gemeinsamen Anlage abstammen, werden beide von den selben Nervenästen versorgt.

• Die **mittleren und vorderen Siebbeinzellen**, Cellulae ethmoidales mediae et anteriores, werden durch 1 Nerv versorgt: N. *ethmoidalis anterior* (V$_1$).

• Die **Kieferhöhle**, Sinus maxillaris, wird durch 3 Nerven versorgt: R. *alveolaris superior posterior, medius* und *anterior*. Sie stammen aus dem N. infraorbitalis (V$_2$).

Die **vegetativen Fasern** ziehen mit den Verzweigungen der Trigeminusäste in die Sinusschleimhäute.

### 3.5.2.3 Nervenversorgung von Zähnen und Gingiva am Oberkiefer – Übersicht

Alle *Zähne* werden durch den *Plexus dentalis superior* (V$_2$) innerviert:

• **Schneidezähne** und **Eckzahn** einer Kieferhälfte vorzugsweise vom R. *alveolaris superior anterior*

• die **Prämolaren** vom R. *alveolaris superior medius*

• die **Molaren** vom R. *alveolaris superior posterior.*

Auf der labialen und bukkalen Seite (**Außenseite**) wird das *Zahnfleisch* ebenfalls vom *Plexus dentalis superior*, und zwar von den selben Rr. alveolares wie der dazugehörige Zahn innerviert.

Auf der palatinalen Seite (**Innenseite**) wird das *Zahnfleisch* im Bereich der Schneidezähne durch den N. *nasopalatinus*, im Bereich der Eckzähne, der Prämolaren und Molaren durch N. *palatinus major* innerviert (Tab. 1)

Außer diesen sensiblen erhalten die Zähne auch sympathische Fasern, die in Begleitung der Zahngefäße mit den Ästen der A. maxillaris in die Zahnpulpa eindringen.

### 3.5.3 N. mandibularis, N. V$_3$

Der 3. Trigeminusast führt außer dem *sensiblen* auch den ganzen *motorischen Anteil, Portio minor*, für die Versorgung der Muskulatur des 1. Kiemenbogens mit. Eine Verflechtung der sensiblen und motorischen Fasern wie bei den Spinalnerven findet hier nicht statt; die Anteile können bis zu ihrem Versorgungsgebiet getrennt verfolgt werden. Wie die beiden anderen Trigeminusäste, bekommt auch der N. mandibularis erst im Gesichtsschädel vegetative Anteile zugeordnet. Diese kommen aus dem Ggl. oticum und dem Ggl. submandibulare. Die autonomen Fasern benutzen die Mandibularisäste als Leitstrukturen, um so zu den Erfolgsorganen zu gelangen. Eine synaptische Verbindung der Mandibularisfasern mit den Zellen dieser beiden Ganglia besteht nicht.

Der N. mandibularis ist der stärkste der drei Trigeminusäste. Er senkt sich vom Ggl. trigeminale steil nach unten ab und gelangt durch das Foramen ovale an die äußere Schädelbasis. Dicht unterhalb des Foramen ovale liegt dem N. mandibularis das parasympathische Ggl. oticum an.

Hier werden die präganglionären parasympathischen Fasern des N. glossopharyngeus auf das postganglionäre Neuron umgeschaltet. Die in der unmittelbaren Nähe gelegenen sympathischen Fasern aus dem Geflecht der A. meningea media treten zum Teil ebenfalls in das Ggl. oticum ein, jedoch ohne sich mit dessen Zellen synaptisch zu verbinden. Ihre Umschaltung auf das postganglionäre Neuron vollzieht sich bereits im Ggl. cervicale superius im oberen Halsbereich. Über den Plexus caroticus externus erreichen diese postganglionären sympathischen Fasern, mit den Gefäßen verlaufend, die A. temporalis superficialis, A. maxillaris, A. meningea media und von hier aus das Ggl. oticum. Mit beiden vegetativen Anteilen versehen, schließen sich die aus dem Ganglion abgehenden Fasern dem N. mandibularis an, um in Begleitung seiner Äste ihr Ziel zu erreichen.

Unmittelbar unter dem Foramen ovale entsendet der Stamm des Mandibularis einen rückläufigen **R. meningeus**, der nach einigen Millimetern gemeinsam mit der A. meningea media durch das Foramen spinosum wieder in das Schädelinnere eintritt und im Verbreitungsgebiet seiner Begleitarterie die Dura versorgt. In der Schädelhöhle gibt dieser R. meningeus Zweige ab, die in die Substanz des Keilbeins und in die Schleimhaut der Cellulae mastoideae eindringen. Im Unterschied zu den beiden anderen Trigeminusästen gibt der N. mandibularis seinen R. meningeus nicht innerhalb, sondern erst außerhalb der Schädelhöhle ab. Dieser längere Weg ist wohl notwendig, da er für die Schleimhaut der Mastoidzellen nicht nur seine eigenen sensiblen, sondern auch sympathische Fasern benötigt, die er als postganglionäre Fasern erst im Gesichtsschädel,

über die A. meningea media, erhalten kann (s. S. 68). Nach der Abgabe des R. meningeus für die Schädelhöhle teilt sich der Stamm des N. mandibularis in *4 Hauptäste* auf: *N. auriculotemporalis, alveolaris inferior, lingualis, masticatorius* (Tab. 1, Abb. 8).

a) **N. auriculotemporalis:** Er entspringt am hinteren Umfang des Mandibularisstammes meist mit 2 Wurzeln, die wie eine Schlinge die A. meningea media umgreifen, sich aber alsbald zu einem einheitlichen Nervenast vereinigen. Der anfangs rein sensible Ast erhält die meisten vegetativen Fasern des Ggl. oticum und verläuft nunmehr als gemischter Nerv nach hinten zur Innenseite und schließlich zur Rückseite des Kiefergelenkfortsatzes. Hier verzweigt sich der bis dahin relativ kräftige Nerv in mehrere dünne Äste, die nach oben, nach hinten und nach unten ziehen.

Der aufsteigende Ast des N. auriculotemporalis verläuft zunächst hinter das Kieferköpfchen, dann am vorderen Rand der Ohrmuschel dicht neben der A. temporalis superficialis nach oben zur Haut der Schläfe und vermutlich auch zum Periost der Schläfengegend (Abb. 8). Die in der Schläfenregion nach vorn ziehenden Fädchen anastomosieren mit den Zweigen des N. frontalis aus dem 1. Trigeminusast und des N. zygomaticotemporalis aus dem 2. Trigeminusast; die hinteren Fädchen anastomosieren mit denen des N. occipitalis major und minor aus den zervikalen Nerven.

Der mittlere Ast des N. auriculotemporalis versorgt Gebiete am Kiefergelenk und am äußeren Gehörgang. Seine feinsten Zweige ziehen in die Gelenkkapsel, in das Kieferköpfchen und in das Periost des

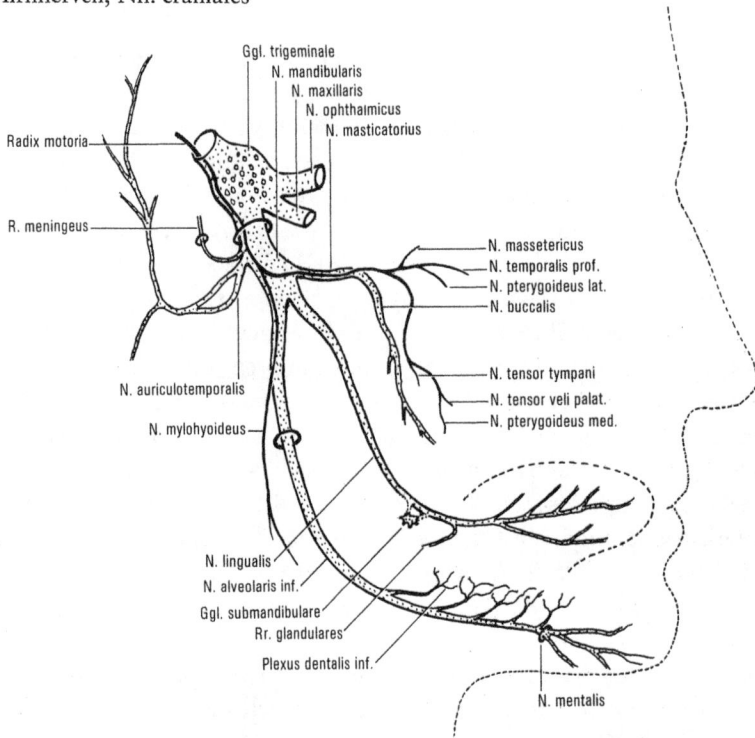

Abb. 8   N. mandibularis und seine Äste, motorischer Teil schwarz, sensibler Teil punktiert

Kieferastes. Weitere Zweige sind rückwärts gerichtet, sie gelangen in den äußeren Gehörgang, wo sie den größten Teil der Wände, die Außenfläche des Trommelfells und den vorderen Teil der Ohrmuschel innervieren.

Äußerer Gehörgang und vorderer Teil der Ohrmuschel stammen entwicklungsgeschichtlich von der 1. Kiemenfurche ab, deswegen werden sie größtenteils durch den N. mandibularis, den Nerv des 1. Kiemenbogens, innerviert.

Der absteigende Ast des N. auriculotemporalis gelangt mit seinen **Rr. parotidei** in die Ohrspeicheldrüse. Hier versorgt er mit sensiblen Fasern die äußere Kapsel sowie Septen und Bindegewebsanteile innerhalb der Drüse, mit sekretorischen Fasern aus dem Ggl. oticum die Drüse selbst. Andere

Zweige benutzen streckenweise den N. facialis, um Fasern an die Fascia parotideomasseterica sowie an die äußere Haut im Bereich von Masseter und Parotis abzugeben.

Diese weitreichenden Verästelungen des N. auriculotemporalis sind die Ursache für die ausstrahlenden Schmerzen am Ohr und an der Schläfenregion bei Erkrankungen der Glandula parotidea. Andererseits können Schmerzen bei Erkrankungen dieser Drüse auch in den Hals ausstrahlen (N. auricularis magnus).

Eine länger bestehende Zahnlücke im Kaubereich und damit zusammenhängende Anpassungsvorgänge im Kiefergelenk kann bei manchen Personen zur Reizung des Nerven bis hin zu schweren Trigeminusneuralgien führen, was auch nach einem Zahnersatz länger anhalten kann.

**b) N. alveolaris inferior:** Er ist der stärkste Mandibularisast und in erster Linie für die Versorgung der unteren Zähne und von Teilen der Mundbodenmuskulatur verantwortlich. Er beinhaltet einen großen *sensiblen* und einen *kleinen motorischen* Anteil. Da er aber ebenso Schleimhäute und das Zahnfleisch versorgt, werden ihm wahrscheinlich auch *autonome Fasern* aus dem Ggl. oticum zugeführt. Nach dem Abgang von seinem Stamm tritt er zwischen dem M. pterygoideus medialis und dem M. pterygoideus lateralis an die Innenfläche des Ramus mandibulae. Hier spaltet sich der viel schwächere motorische Anteil als **N. mylohyoideus** ab und verläuft auf dem Periost des Kieferastes im Bogen nach unten zum Mundboden (Abb. 9). An der Unterfläche der muskulösen Mundbodenplatte entsendet der N. mylohyoideus seine motorische Endäste zum *M. mylohyoideus* und zum *vorderen Bauch* des *M. digastricus*.

Der stärkere Rest des N. alveolaris inferior tritt danach gemeinsam mit der gleichnamigen Arterie in das Foramen mandibulae ein, durchzieht den gesamten Canalis mandibulae nach vorn und tritt durch das Foramen mentale wieder aus dem Knochen aus. Während seines Verlaufs im Canalis mandibulae gibt er feine Äste zu den unteren Molaren und Prämolaren ab. Es ist zweckmäßig, analog zu den Maxillarisästen für die oberen Zähne, auch hier die Zahnäste als **Rr. alveolares inferiores** zu bezeichnen. Ein kleiner Teil der Fasern tritt nicht aus dem Foramen mentale aus, sondern verläuft weiterhin im Knocheninneren in einem noch feine-

ren Kanal bis zur Kinnspitze. Aus diesem Ast gehen wiederum Rr. alveolares hervor, die den Eckzahn und die Schneidezähne innervieren. Alle Rr. alveolares bilden wie am Oberkiefer durch schlingenförmige Verbindungen den *Plexus dentalis inferior*.

Vom Plexus steigen die *Rr. dentales* für die **Zähne** selbst und die *Rr. gingivales* für das **Zahnfleisch** der bukkalen Seite auf. Die *Rr. gingivales* aus dem N. alveolaris inferior versorgen vorwiegend das vestibuläre Zahnfleisch der *Molaren*, während das vestibuläre Zahnfleisch der **Schneide-** und **Eckzähne** durch den N. *mentalis*, das der **Prämolaren** durch den N. *buccalis* innerviert wird. Die gingivalen Äste versorgen auch das Periost der Alveolen, die Wurzelhaut und den Aufhängeapparat.

Direkte Äste aus dem N. alveolaris inferior dringen in die Spongiosa des Kieferknochens ein.

Die unteren Schneidezähne werden möglicherweise auch von der anderen Seite her mitversorgt, da sie bei Anästhesien des N. alveolaris am Foramen mandibulae häufig nur unvollkommen betäubt werden.

Die **Rr. dentales** dringen vom Plexus dentalis aus durch den Wurzelkanal in die jeweilige Pulpa ein. Dort bilden sie ein engmaschiges Nervengeflecht aus marklosen und markhaltigen Fasern. Das bekannteste dieser Nervennetze ist auf der Innenfläche der Odontoblastenschicht lokalisiert, *Raschkow-Plexus*. Die marklosen Fäserchen setzen sich in die Dentinkanälchen fort [10]. Die zahlreichen sensiblen Fasern in der Pulpahöhle und im Dentin dienen der Schmerz- und Temperaturempfindung. Außerdem registrieren sie den Kaudruck und beeinflussen reflektorisch die Tätigkeit der Kaumuskulatur [7]; eine funktionell sinnvolle Kombination, welche durch die Innervation von Zähnen und Kaumuskeln durch denselben Gehirnnerven ermöglicht wird. Dabei geht der afferente Schenkel für die abstufbare reflektorische Kaukraft von den Nerven des Zahns und der Wurzelhaut aus, wird dann über den efferenten motorischen Trigeminusschenkel von den Kaumuskeln ausgeführt. Die Pulpa enthält auch marklose sympathische Fasern, die über die A. maxillaris mit den Alveolargefäßen in die Zahnpulpa eintreten und dort als Vasomotoren die Lumenweite der Gefäße regulieren.

Die Pulpanerven scheinen eine große Resistenz zu besitzen, da sie beim Zerfall der Pulpa noch lange erhalten bleiben.

Die Schmelzschicht ist offenbar nicht innerviert [4].

Die Stellung der Zähne ist weitestgehend vom Druckgleichgewicht der bukkalen und palatinalen Seite abhängig. Auf der Außenseite wird dieser Druck durch den Tonus der Wangen- und Lippenmuskulatur erzeugt, auf der Innenseite durch die Zunge und die Schluckakte. Dabei wird bei jedem Schluckvorgang (im wachen Zustand zweimal, im Schlaf einmal pro Minute) ein Druck von etwa 2 kg gegen die Zähne erzeugt [15]. So kann fehlender oder fehlgeleiteter Druck der Gesichtsmuskulatur eine Fehlstellung der Zähne zur Folge haben.

Nach der Versorgung der Zähne tritt der N. alveolaris inferior etwas unterhalb der Wurzelspitze des 1. Prämolaren als **N. mentalis** durch das gleichnamige Foramen zur Außenseite, wo er sich fächerförmig in kräftige Zweige aufteilt (Abb. 10).

Die Äste des N. mentalis durchbohren die Kinnmuskulatur, dringen zur Oberfläche und versorgen die Haut über dem Corpus mandibulae und über dem Kinn, die Haut und Schleimhaut der Unterlippe mit ihren Glandulae labiales und beteiligen sich an der Versorgung des labialen Zahnfleisches im Bereich des Eckzahns und der Schneidezähne. Tiefe Äste versorgen das äußere Periost des Corpus mandibulae und die angrenzende Schleimhaut der unteren Wangenteile.

Als Hautast bildet der *N. mentalis* den unteren Druckpunkt für den Trigeminus. Hier können Entzündungen des 3. Trigeminusastes über den N. alveolaris inferior schnell festgestellt werden.

Für die sensible Innervation der Unterlippe ist also der N. mentalis verantwortlich. Das Lippenrot ist besonders reichlich mit Tast-, Druck- und Schmerzrezeptoren versehen. Die vor allem am Lippenrot der Unterlippe gut ausgebildeten leistenförmigen Erhebungen ermöglichen nicht nur eine bessere Haftung der Lippen, sondern vergrößern die Oberfläche und begünstigen ähnlich wie auf den Fingerbeeren die dichte Anordnung der sensiblen Rezeptoren auf engem Raum. Für die gemischten Speicheldrüsen der Unterlippe, Glandulae labiales, welche ihr Sekret in das Vestibulum abgeben, müssen die Zweige des N. mentalis auch vegetative Elemente mitführen. Diese beziehen sie wahrscheinlich aus dem parasympathischen Ggl. oticum sowie aus dem sympathischen Geflecht der benachbarten Arterien. Für die motorische Versorgung der Lippenmuskulatur ist allein der N. facialis zuständig.

Daß der N. alveolaris inferior Fasern aus dem Ggl. oticum für die Versorgung der Schleimhautdrüsen mitführt, wurde oben erwähnt.

Häufig werden *Schmerzen im Gebiet der unteren Molaren* subjektiv als Ohrenschmerzen empfunden. Diese Tatsache dürfte einerseits aus dem gemeinsamen Ursprung mit dem N. auriculotemporalis zu erklären sein, der den äußeren Gehörgang und das Trommelfell innerviert, andererseits mit der Verbindung zum Ggl. oticum zusammenhängen, das über den N. IX das Mittelohr sensibel versorgt (s. S. 67).

Als einziger beweglicher Teil des Schädels nimmt der Unterkiefer den N. alveolaris inferior in seine Substanz auf. Die Scharnier-Schiebe-Bewegung des Kiefers erfolgt um eine Achse, die ungefähr durch das Foramen mandibulae verläuft. Der in das Loch eintretende Nerv liegt daher am Ort dieser Drehachse, so daß er durch Kieferbewegungen nicht gezerrt werden kann. Andererseits können Entzündungen des Nerven die Bewegungsfreiheit des Kiefers nur unwesentlich beeinträchtigen. Irritationen im Gebiet der unteren Molaren können jedoch, vor allem beim Kauen, Schmerzen am Kiefergelenk oder am Ohr hervorrufen, weil sie über den N. auriculotemporalis zum Kiefergelenk und über das Ggl. oticum zum Mittelohr geleitet werden können.

c) **N. lingualis:** Der stark ausgebildete Nerv läuft nach der Abspaltung von seinem Stamm zunächst neben dem N. alveolaris inf. abwärts, legt sich dann auf den M. pterygoideus medialis und erreicht die hintere Rachenwand, um von hier aus in die Mundhöhle einzutreten (Abb. 8, 9).

Von seinem Stamm bekommt er nur *sensible* Anteile mitgeliefert. Etwa 2 cm von seinem Ursprung entfernt gesellen sich ihm *afferente* und *efferente* Fasern aus der **Chorda tympani** des VII. Gehirnnerven zu. Die Chorda tympani gelangt durch die Fissura petrotympanica aus dem Felsenbein, senkt sich schräg nach vorn und erreicht im spitzen Winkel den N. lingualis. Die afferenten Fasern der Chorda tympani versorgen sensibel Teile der *Zungenschleimhaut* und sensorisch Teile der *Geschmackspapillen.* Die efferenten Fasern der Chorda tympani bestehen aus präganglionären parasympathischen Fasern des N. facialis; einer der Ausnahmefälle, in denen einem der Trigeminusäste präganglionäre Fasern angelagert sind. Die Umschaltung auf das postganglionäre Neuron geschieht erst 5–6 cm weiter unten im Ggl. submandibulare in Höhe des Kieferwinkels. Hier kommen auch die bereits im Hals umgeschalteten *sympathischen Fasern* über das Geflecht der A. carotis externa und A. facialis an, gehen ohne Unterbrechung durch das Ganglion hindurch und verbinden sich mit dem N. lingualis. Die sympathischen, sensiblen und sensorischen Fasern haben keine synaptische Beziehung zum rein parasympathischen Ggl. submandibulare.

Versehen mit *4 Faserqualitäten* (sensibel, sensorisch, sympathisch und parasympathisch), zieht nun der N. lingualis vom Ggl. submandibulare aus in Richtung Mundhöhle. Der sensible Anteil des N. lingualis ist etwa 20 mal stärker als die mitgeführten übrigen Faserqualitäten zusammen. In der Mundhöhle legt sich der Nerv unmittelbar unter der Mundbodenschleimhaut seitlich der Zunge auf den M. mylohyoideus, kreuzt dabei lateral den

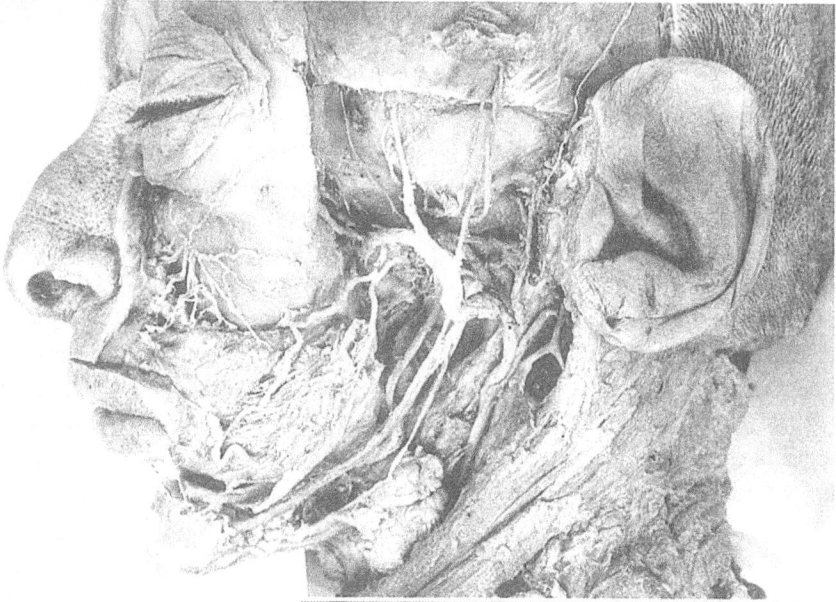

**Abb. 9a**  Nerven und Gefäße der tiefen Gesichtsregion. Der M. masseter ist bis auf ein Würfel-stück entfernt und auf die Schläfe gelegt, der Jochbogen, der größte Teil des Unterkiefers, die untere Hälfte des M. temporalis sowie beide Anteile des M. pterygoideus lateralis sind wegge-nommen.

Ductus submandibularis und dringt am Seitenrand in den Zungenkörper ein bis zum Dorsum linguae. Die Tatsache, daß sich dem N. lingualis, einem Schleimhaut-nerven, erst vom Ggl. submandibulare an postganglionäre Fasern anschließen, be-weist, daß der Nerv bis dahin kein Gebiet zu versorgen hat.

Vom N. lingualis geht eine Anzahl fei-ner Äste ab, die von dorsal nach ventral die Schleimhaut im Bereich des Mundbo-dens sensibel und sekretorisch innervie-ren. Die hintersten Zweige versorgen die Schleimhaut der Schlundenge und des Mundbodens im hinteren Bereich sowie die Schleimhaut über der Gaumenmandel. Andere Zweige dringen in die Speichel-drüsen am Boden der Mundhöhle ein (Glandula submandibularis und sublingu-alis). Mit sensiblen Fasern versorgen sie die bindegewebige Kapsel, mit sekretori-schen die Drüsen selbst. Am Alveolarbo-gen steigen nach lateral einige Dutzend Fäden zum Kieferperiost und zum Zahn-fleisch der gesamten lingualen Seite auf, nach medial Zweige zur Schleimhaut des Mundbodens im vorderen Bereich unter der Zunge.

Die Endäste des Nerven sind Zweige für die Zunge, **Rr. linguales**. Sie steigen seit-lich am Zungenrand und durch die Mus-kulatur zum Zungenrücken auf und endi-gen in der Schleimhaut des Körpers und der Spitze.

Das Versorgungsgebiet umfaßt etwa die vorderen zwei Drittel der Zungenschleim-haut (bis kurz vor die Wallpapillen). An dieser Versorgung sind auch die sensiblen Fasern der Chorda tympani beteiligt (s. S. 54). Mit diesen sensiblen Fasern ver-leiht der N. lingualis der Zungenschleim-

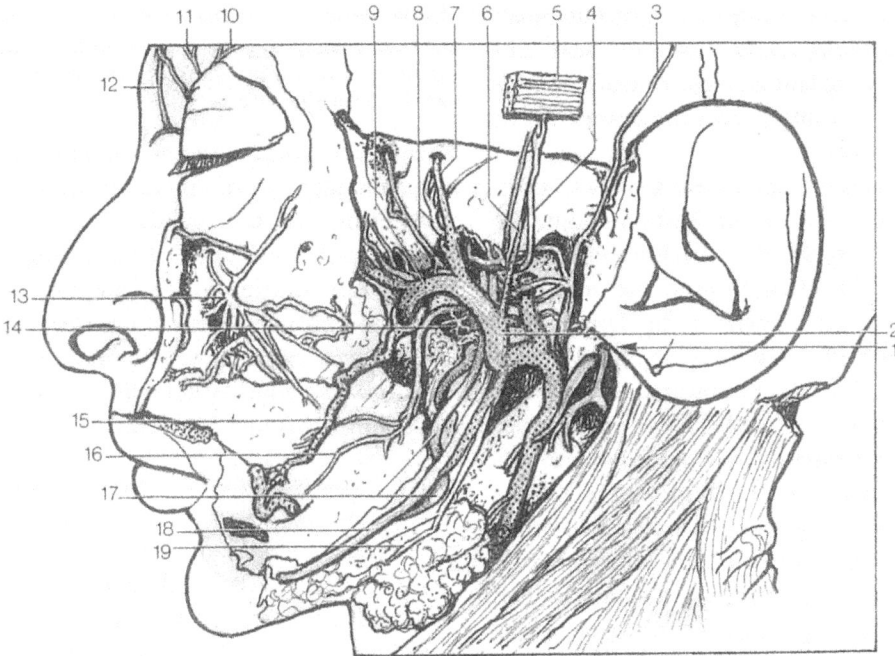

**Abb. 9b**

1 = Foramen stylomastoideum mit dem
    motorischen Stamm des N. facialis
2 = A. maxillaris, A. meningea media
3 = N. auriculotemporalis
4 = N. massetericus
5 = M. masseter x
6 = A. masseterica
7 = A. temporalis profunda
8 = N. temporalis profundus
9 = A. maxillaris
10 = R. lateralis n. frontalis

11 = R. medialis n. frontalis
12 = N. supratrochlearis
13 = N. infraorbitalis mit seinen radiär
    verlaufenden Endästen
14 = Ganglion oticum
15 = A. buccalis
16 = N. buccalis
17 = N. lingualis mit dem Ganglion
    submandibulare
18 = N. alveolaris inferior
19 = N. mylohyoideus

haut elementare Sinnesqualitäten für *Schmerz, Temperatur-, Druck- und Tastgefühl.*

Die Zunge vermittelt also die gleichen Empfindungen wie die Haut, sie ist ebenso ein Tastorgan. Vorwiegend in den Fadenpapillen wird das morphologische Substrat für die hohe Tastfähigkeit der Zunge, in den Pilzpapillen hingegen eine besondere Thermosensibilität vermutet. Wie die reiche Versorgung der Zunge durch den sensiblen Trigeminus und zum Teil auch durch den N. facialis zeigt, ist die menschliche Zunge besonders gut für verschiedene Sinneswahrnehmungen ausgebildet. Durch die Sensibilität und den Geschmackssinn einerseits und die außerordentliche Beweglichkeit andererseits zeichnet sich die Zunge als eines der vielseitigsten Organe des Körpers aus. Die tastempfindliche Zunge besitzt ein vorzügliches Auflösungsvermögen mit einem *Vergrößerungseffekt von 1,6*: Diese Lupenwirkung läßt z. B. ein Knochensplitter in der Nahrung größer erscheinen als in Wirklichkeit.

Die sensorischen Fasern aus der Chorda tympani versorgen im Verbreitungsgebiet des N. lingualis die Geschmackspapillen der Papillae fungiformes; die sekretorischen Fasern gehen in die Drüsen der Schleimhaut. Während seines Verlaufs durch die Zungenmuskulatur nimmt der N. lingualis regelmäßig Verbindungen zum motorischen Hypoglossusnerv auf. Diese Fäden sind für die sensible Versorgung der quergestreiften Zungenmuskulatur verantwortlich. Sie werden über den N. hypoglossus an die Muskulatur der Zunge herangeführt. Auch die Schleimhaut der Zungenunterfläche wird durch den N. lingualis innerviert. Sie ist besonders dünn und zart und läßt die Zungenvenen bläulich durchschimmern. Daher besitzt die Zungenunterseite rasche Resorptionsfähigkeit und somit eine rasche Aufnahme der Substanzen in die Blutbahn.

Hiervon wird in der ärztlichen Praxis z. B. bei der Verabreichung von herzgefäßerweiternden Pharmaka (Nitroglycerinpräparate) Gebrauch gemacht.

Die gesamte Mundschleimhaut besitzt erstaunliche Resistenz gegen Hitzeeinwirkung. Sie kann gewöhnlich Temperaturen bis ca. 75° ohne Gewebeschädigung und ohne Einbuße der Geschmacksempfindung aushalten. Ebenso bemerkenswert ist die schnelle Regenerationsfähigkeit der Mundschleimhaut. So wird z. B. Gingivaepithel binnen 8–10 Tagen, das Oberhautepithel hingegen erst in 30 Tagen ersetzt [32].

**d) N. masticatorius:** Der Nerv verdankt seinen Namen der Tatsache, daß seine Äste hauptsächlich die *Kaumuskulatur* versorgen.

Phylogenetisch betrachtet, bekam der Nerv erst beim Säugetier auch einen sensiblen Anteil für die Versorgung der Wange, denn nur Säugetiere besitzen eine Wange.

Nach dem Abgang vom Stamm des N. mandibularis kurz unterhalb des Foramen ovale zieht der gemischte N. masticatorius nach vorn, um sich nach einigen Millimetern in seine vielen motorischen Äste und einen sensiblen Ast aufzuspalten: *N. massetericus, Nn. temporales profundi, N. pterygoideus lateralis, N. pterygoideus medialis* und *N. buccalis.*

• Der **N. massetericus** zweigt als erster vom Stamm ab, er läuft an der äußeren Schädelbasis im oder auf dem Periost des Keilbeins nach oben und lateral, wendet sich dann nach hinten und tritt vor der Gelenkkapsel durch die Incisura mandibulae zur Innenfläche des M. masseter. Hier senkt er sich zwischen die beiden Muskelportionen ein und versorgt sie mit mehreren Zweigen.

• Die **Nn. temporales profundi** sind in der Regel 2 Äste für den fächerförmig ausgebildeten M. temporalis. Der hintere Ast steigt meist sofort vom Stamm nach kranial, der vordere verläuft häufig in Richtung Flügelgaumengrube, um sich erst dann nach oben zu begeben. Beide Äste liegen unmittelbar dem Schläfenbeinknochen an und treten von der Innenfläche her in den Muskel ein (Abb. 9). Einige der Zweige sind noch bis zum Planum temporale auf dem Knochen zu verfolgen. Nicht selten bestehen die Nn. temporales profundi aus 3 oder 4 Hauptästen.

• Der **N. pterygoideus lateralis** ist der kürzeste der motorischen Äste, hat aber den längsten gemeinsamen Verlauf mit dem sensiblen Anteil des Masticatorius. Er dringt von der Innenfläche her mit einigen

Zweigen in beide Teile des M. pterygoideus lateralis ein und versorgt sie motorisch.

• Der **N. pterygoideus medialis** ist der stärkste der motorischen Äste und versorgt in erster Linie den gleichnamigen Muskel. Er berührt zuerst das Ggl. oticum, dringt am oberen Rand des M. pterygoideus medialis zu seiner Innenfläche und verzweigt sich im Muskel. Dicht unterhalb des Ggl. oticum gehen von ihm 2 weitere motorische Äste ab: *N. tensoris tympani, N. tensoris veli palatini.*

Der **N. tensoris tympani** biegt nach oben und hinten um, dringt durch einen feinen Knochenspalt des Schläfenbeins ins Mittelohr und versorgt dort den kleinen, am Hammergriff ansetzenden M. tensor tympani.

Der **N. tensoris veli palatini** läuft nach lateral, etwas abwärts und gelangt an die mediale Fläche des gleichnamigen Muskels des weichen Gaumens.

*M. tensor veli palatini* und *M. tensor tympani* sind Bestandteile des 1. Kiemenbogens und spalten sich vom M. pterygoideus medialis ab, weshalb sie vom selben Nerven innerviert werden.

• Der **N. buccalis** ist der sensible Teil des N. masticatorius. Er spaltet sich etwa 1/2 cm unterhalb des Foramen ovale von seinem Stamm ab und nimmt einen relativ langen Verlauf bis zum Erfolgsorgan. Um an die Wange zu gelangen, muß er erst den Unterkieferast überwinden. Deshalb verläuft der Nerv eine Strecke lang in Richtung Flügelgaumengrube weiter, tritt zwischen den beiden Köpfen des M. pterygoideus lateralis hindurch und zieht, begleitet von der A. buccalis, zunächst auf der Innenseite des Ramus mandibulae abwärts und erreicht dann den vorderen Rand des Kieferastes (Abb. 8, 9). Seine Endäste dringen zu beiden Seiten des M. buccina-

tor vor zur Wangenschleimhaut und teilweise auch zur unteren Wangenhaut. Einige Zweige verteilen sich in der Umgebung der Prämolaren und versorgen dort das Zahnfleisch und die Wurzelhaut der bukkalen Seite. Vorwiegend sind es Schmerz- und Berührungsempfindungen, die aus dem Versorgungsbereich des N. buccalis geleitet werden.

Für eine vollkommen **schmerzfreie Behandlung an den Prämolaren** und manchmal auch an den vorderen Molaren sollte daher neben der Leitungsanästhesie auch der *N. buccalis* mitbetäubt werden.

Für die Drüsen der zu versorgenden Schleimhäute, Glandulae buccales, benötigt der sensible N. buccalis zumindest eine begrenzte Zahl autonomer Fasern, die er vermutlich aus dem Ggl. oticum bezieht. Zusätzlich zu seinem Hauptversorgungsgebiet gibt der N. buccalis allen motorischen Ästen des N. masticatorius jeweils einen feinen sensiblen Ast mit auf den Weg, der den Muskel und seine Umgebung sensibel versorgt. Solche sensiblen Fädchen werden jeweils über den N. massetericus und den hinteren N. temporalis profundus auch an das Kiefergelenk und die Gelenkkapsel abgegeben.

Ein Teil der Fasern aus dem N. buccalis tritt an das Zenker-Organ [40] heran, das eine große Zahl von sensiblen Nervenkörperchen enthält. Das aus einem epithelialen Parenchym bestehende, spindelförmige Organ von etwa 15 mm Länge befindet sich zwischen dem M. buccinator und dem aufsteigenden Mandibulaast und steht aufgrund seiner Abstammung aus der Wangenschleimhaut in enger Beziehung zum N. buccalis. Sein Reichtum an sensiblen Endkörperchen und die starke Innervation deuten auf eine Rezeptorfunktion des Organs hin.

Wie alle übrigen Skelettmuskeln des Körpers stehen auch die Kaumuskeln unter einem gewissen Dauertonus, der gemeinsam mit dem äußeren Luftdruck den Kiefer geschlossen hält. Die vom **N. masticatorius** innervierten *Mundschließer* erzeugen einen beachtlichen Kaudruck von etwa 80 kg im Molarbereich und etwa 20 kg im Frontzahnbereich. Gewöhnlich können nicht alle erzeugten Kräfte in nutzbare Kaukraft umgesetzt werden, da sonst eine Überbeanspruchung der Wurzelhaut und somit eine Schädigung der Zähne folgen würde. Die vom **N. mylohyoideus** innervierten Mundbodenmuskulatur sind hingegen *Kieferöffner* und müssen nur eine Maximalkraft von etwa 2,9 kg erzeugen. Diese Kraftentfaltung ist gerade noch nötig, um den Ruhetonus der Schließmuskeln zu überwinden.

Der **N. mandibularis** versorgt
● **motorisch:** die beiden kaudalen *Mundbodenmuskeln* und alle *Kaumuskeln*, außerdem die beiden quergestreiften *Mm. tensor veli palatini* und *tensor tympani.*
● **sensibel:** die *Dura* der mittleren Schädelgrube, das *Kiefergelenk* und die *Gelenkkapsel*, das äußere *Periost* der Schläfengegend und des Unterkiefers, die *Haut* der Schläfe, des Unterkiefers, des vorderen Teils der Ohrmuschel, des größten Teils des äußeren Gehörgangs und der Außenseite des Trommelfells sowie teilweise auch die *Schleimhaut* der Cellulae mastoideae; weiterhin versorgt er den *Faszienüberzug* der Ohrspeicheldrüse, der Unterkiefer- und Unterzungendrüse, die *Haut* und *Schleimhaut* der Unterlippe und der Wange, die *Schleimhaut* des Mundbodens, der Schlundenge, der Gaumenmandel und der vorderen zwei Drittel der Zunge, alle *unteren Zähne* mit ihrem bukkalen und lingualen *Zahnfleisch* (Abb. 10).

Der überwiegende Teil der harten Hirnhaut wird durch die Rr. meningei des Trigeminus innerviert. Da das Gehirn selbst schmerzunempfindlich ist, muß für die verschiedene Schmerzsituationen des Kopfes die Reizung der sensiblen Rezeptoren der Hirnhäute angenommen werden. Eine der möglichen Ursachen der Migräne z. B. wird in der Entzündung der Hirngefäße vermutet, durch deren Erweiterung die Durarezeptoren dann schmerzlich reagieren.

### 3.5.3.1 Übersicht über die Nervenversorgung der Mundhöhle

● Die **Mundhöhlenschleimhaut** wird *sensibel* durch den 2. und 3. *Trigeminusast* (Tab. 1), *parasympathisch* durch den *N. facialis, sympathisch* durch das Geflecht der A. carotis interna und externa versorgt.

● Die **Schleimhaut des harten Gaumens** wird im vorderen Bereich *sensibel* durch den *N. nasopalatinus* (V2), im hinteren Bereich durch den *N. palatinus major* (V2) innerviert. Die Schleimhaut des **weichen Gaumens** wird *sensibel* durch den *N. palatinus minor* (V2) innerviert. Die *parasympathische* Versorgung für das gesamte Munddach übernimmt der *N. petrosus major* aus dem *N. facialis*, die sympathische Versorgung übernimmt der *N. petrosus profundus* aus dem Geflecht der A. carotis interna.

● Die **Schleimhaut des Mundbodens** wird *sensibel* durch den *N. lingualis* (V3) innerviert. Die *parasympathische Versorgung* der Drüsen des Mundbodens übernimmt die *Chorda tympani* aus dem N. facialis, die *sympathischen* Fasern stammen aus dem Geflecht der A. carotis externa.

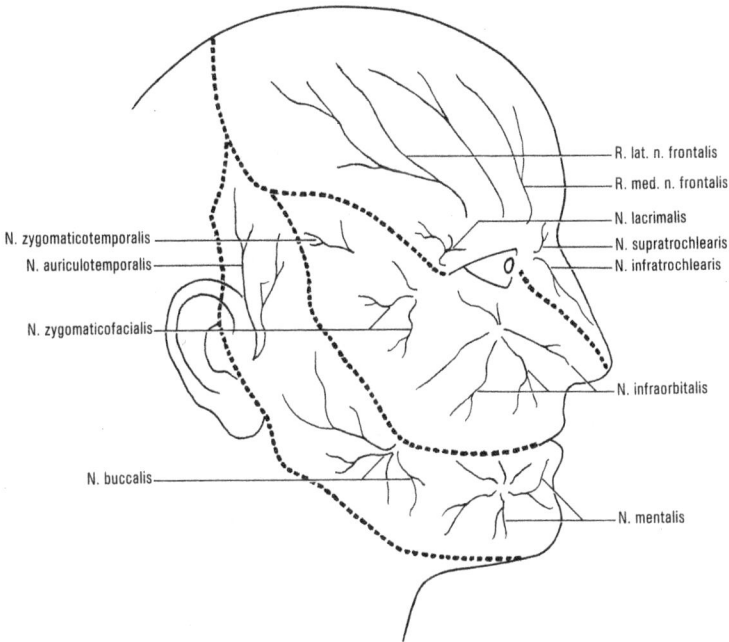

**Abb. 10**  Hautäste des N. trigeminus, die Versorgungsbereiche der 3 Trigeminusäste sind durch dickgezogene Striche markiert.

- Die Nerven für das **obere Vestibulum** oris stammen aus den *Rr. alveolares superiores* (V₂), für das **untere Vestibulum** aus den *Nn. alveolaris inferior, buccalis* und *mentalis* (V₃).
- Zur Innervation der **Zungenschleimhaut** s. S. 97.

### 3.5.3.2 Übersicht über die Nervenversorgung von Zähnen und Gingiva am Unterkiefer

Für den **Unterkiefer** ist allein der *N. mandibularis* zuständig.

Sämtliche Zähne werden durch den *Plexus dentalis inferior* aus dem N. alveolaris inferior innerviert. Auf der labialen oder bukkalen Seite (**Außenseite**) wird das Zahnfleisch der Kieferhälfte im Bereich der Schneidezähne und des Eckzahns vom *N. mentalis*, im Bereich der Prämolaren vom *N. buccalis*, und im Bereich der Molaren von den direkten Ästen des *N. alveolaris inferior* innerviert. Auf der lingualen Seite (**Innenseite**) wird das Zahnfleisch einheitlich vom *N. lingualis* innerviert. Der Einfluß des N. buccalis kann nach vorne und hinten etwas ausgedehnt sein.

**Tabelle 1**    Trigeminusäste und ihre Hauptversorgungsgebiete

| | | | |
|---|---|---|---|
| V<br>N. trigeminus<br>(Nerv des 1. Kiemenbogens) | N. ophthalmicus (V₁) | N. Lacrimalis | Rr. palpebrales<br>Rr. lacrimales | lateraler Augenwinkel,<br>Kapsel und Septen der Tränendrüse |

| V | N. ophthalmicus (V₁) | | | |
|---|---|---|---|---|
| **N. trigeminus (Nerv des 1. Kiemenbogens)** | | N. Lacrimalis | Rr. palpebrales / Rr. lacrimales | lateraler Augenwinkel, Kapsel und Septen der Tränendrüse |

| V<br>N. trigeminus<br>(Nerv des<br>1. Kiemenbogens) | N. ophthalmicus (V₁) | N. Lacrimalis | Rr. palpebrales<br>Rr. lacrimales | lateraler Augenwinkel,<br>Kapsel und Septen der Tränendrüse |
|---|---|---|---|---|
| | | N. frontalis | N. supratrochlearis<br>N. supraorbitalis | medialer Augenwinkel,<br>Nasenwurzel, Stirnhaut,<br>Teile der Stirnhöhle |
| | | N. nasociliaris | Nn. ciliares longi<br>N. ethmoidalis posterior<br>N. ethmoidalis anterior | Augapfel, Nasenrücken,<br>vorderer Teil der Nasenhöhle und der Nasenscheidewand, Siebbeinzellen,<br>Keilbeinhöhle, Teile der Stirnhöhle |
| | N. maxillaris (V₂) | N. pterygopalatinus | Rr. orbitales<br>Rr. nasales<br>Rr. pharyngei<br>Nn. palatini | Periorbita, Keilbeinhöhle, hinterer Teil der Nasenhöhle und der Nasenscheidewand, Tubenöffnung,<br>harter und weicher Gaumen |
| | | N. zygomaticus | R. zygomaticotemporalis<br>R. zygomaticofacialis | Haut über der Schläfe und dem Jochbein |
| | | N. infraorbitalis | R. alveolaris sup. posterior<br>R. alveolaris sup. medius<br>R. alveolaris sup. anterior<br>Rr. cutanei | Zähne und Zahnfleisch am Oberkiefer, Nasenflügel, Gesichtshaut zwischen Unterlid und Oberlippe, Kieferhöhle |
| | N. mandibularis (V₃) | N. auriculotemporalis | N. meatus acustici externi<br>Rr. auriculares<br>Rr. parotidei<br>Rr. cutanei | Kapsel und Septen der Ohrspeicheldrüse, Haut der Schläfengend, Kiefergelenk, äußerer Gehörgang, Ohrmuschel |
| | | N. alveolaris inferior | Rr. alveolares inferiores<br>N. mentalis<br>N. mylohyoideus | Zähne und Zahnfleisch am Unterkiefer, Haut der Unterlippe und der Kinnregion, M. mylohyoideus, Venter ant. M. digastricus |
| | | N. lingualis | Rr. linuales<br>Rr. glandulares | vordere zwei Drittel der Zunge, Kapsel und Septen der Unterkiefer- und Unterzungendrüse, Mundbodenschleimhaut |
| | | N. masticatorius | N. massetericus<br>Nn. temporales profundi<br>N. pterygoideus lateralis<br>N. pterygoideus medialis<br>N. buccalis | Kaumuskeln, M. tensor veli palatine, M. tensor tympani, Wangenschleimhaut |

Rr. meningei V₁–V₃ für die Dura der vorderen und mittleren Schädelgrube

## 3.6 N. abducens, N. VI

Durch seinen langen intrakraniellen Verlauf berührt der Nerv mehrere Hirnstrukturen, bis er aus der Schädelhöhle austritt. Als *rein motorischer Nerv* ist er ähnlich dem N. trochlearis für die Versorgung eines einzigen Augenmuskels, *M. rectus lateralis*, verantwortlich. Da dieses Muskel den Augapfel abduziert und keine weiteren Funktionen innehat, trägt der Nerv seinen Namen.

Der Abduzenskern, **Nucleus nervi abducentis**, liegt am unteren Teil der Brücke im Boden der Rautengrube. Er wird vom „inneren Fazialisknie" umschlungen. An der Basis pontis verlaufen die Fasern des N. abducens in enger Nachbarschaft zur Pyramidenbahn. Der Abduzenskern steht gemeinsam mit den im Mittelhirn untergebrachten Kernen der Nn. trochlearis und oculomotorius im Dienst der optischen Raumorientierung.

Der Nerv tritt am hinteren Rande der Brücke, zwischen dieser und der Pyramide, aus dem Hirnstamm hervor und läuft zunächst dem nervösen Zentralorgan dicht angelagert nach vorn und etwas lateral. Er begibt sich dann vollständig in den Liquorraum der Cisterna pontis hinein und verläuft auf dem Clivus in Richtung Pyramidenspitze. Hier zieht er in die Dura mater und gelangt durch den Sinus petrosus inferior zum Sinus cavernosus. Nach seinem Durchbruch in die Dura wird der N. VI weiterhin von einer zarten Arachnoidaltasche umgeben, die ihm innerhalb des Sinus petrosus inferior nach vorn bis in den Sinus cavernosus begleitet. Seine arachnoideale Scheide erhält der Nerv aus der Spinngewebshaut der hinteren Schädelgrube [24]. Dadurch bleibt der Nerv bis zum Sinus cavernosus von einem schmalen Liquorraum umhüllt. Er berührt dann seitlich die A. carotis interna und zieht als einziger Nerv innerhalb des Sinus cavernosus nach vorn [23]. Den Sinus verläßt er an dessen vorderem Ende, um sofort durch die Fissura orbitalis superior in die Augenhöhle zu gelangen. Hier zieht er unterhalb des N. oculomotorius nach lateral und tritt von der Innenfläche her in den M. rectus lateralis hinein, wo er sich im Muskel verästelt (vgl. Abb. 2).

Mit etwa 6600 Nervenfasern [13] ist der Abducens zwar relativ dünn, da er jedoch lediglich einen Muskel zu versorgen hat, bleibt die Zahl der zu einer motorischen Einheit gehörenden Muskelfasern niedrig. Wie die anderen Augenmuskelnerven bekommt auch der N. abducens sensible Fädchen vom Trigeminus geliefert, die er zum M. rectus lateralis führt. Diese werden ihm beim Eintritt in die Augenhöhle über den N. ophthalmicus zugeführt. Es sind propriozeptive afferente Fasern, die aus dem Muskel kommend, sich zunächst der Bahn des N. abducens anschließen, um dann in den Trigeminus überzugehen.

Die **Lähmung des M. rectus lateralis** ist die häufigste Einzellähmung der Augenmuskeln. Eine *periphere Abduzenslähmung* verursacht passiv das Schielen des Auges nach innen, weil durch den überwiegenden Zug des Antagonisten, M. rectus medialis, der Bulbus zur Adduktion gezwungen wird.

Bei der *Ab-* und *Adduktionsbewegung* des Augapfels arbeiten der M. rectus lateralis des einen und der M. rectus medialis des anderen Auges als Synergisten zusammen, wobei die Nn. abducens und oculomotorius gleichzeitig tätig sein müssen. Bei Individuen mit der Fähigkeit zur *gleichzeitigen Adduktion beider Augen*, dürfte vorübergehend eine willkürliche Ausschaltung des N. abducens möglich sein. *Gleichzeitige Abduktion* beider Augäpfel (willkürliches Schielen nach außen) ist hingegen kaum möglich.

Wegen des gesteigerten Sehvermögens der Astronauten wurde die Vermutung geäußert, daß für die Sehschärfe feinste Vibration der Augäpfel nötig sei und daß diese außerhalb der Erdatmosphäre bis zu 50 mal pro Sekunde betragen kann. Solch beachtliche Leistung kann nur durch Tonusänderung der äußeren Augenmuskeln, vor allem aber durch abstufbare Koordination der nervalen Impulse und deren übergeordnete Steuerung zustande kommen.

Der N. abducens hat, wie der N. trochlearis, einen langen extrazerebralen und intrakranialen Verlauf, wobei er an 3 unterschiedlich starken Knochen der Schädelbasis vorbeizieht. *Schädelbasisbrüche* oder sogar einfache Gehirnerschütterungen können ihn daher an verschiedenen Stellen, vornehmlich jedoch am Duraeintritt, beschädigen und periphere Ausfallserscheinungen hervorrufen. Ebenso können *Entzündungen des Sinus cavernosus* auf den Abducens übergreifen, weil er direkt in diesem verläuft. Schließlich können beim N. abducens auch *angeborene Lähmungen* unterschiedlichen Grades vorliegen, die ebenso wie Fehler im Muskelapparat das Schielen des Auges zur Folge haben können. Eine *zentrale Lähmung* des Abducens im Boden der Rautengrube tritt wegen der engen Nachbarschaft zu anderen Kernarealen häufig gemeinsam mit Funktionsstörungen anderer Nerven auf. So ist bei Läsionen des Abduzenskernes meistens auch der N. facialis betroffen, weil sich das innere Fazialisknie um den Abduzenskern herumschlingt.

## 3.7 N. facialis (N. intermediofacialis), N. VII

Er versorgt die mimische Muskulatur, die gemischten Speicheldrüsen, die Tränen-, Nasen-, Munddrüsen, einen Teil der Geschmacksknospen sowie einen Teil der Zungenoberfläche. Entsprechend diesen vielfältigen Aufgaben beinhaltet der N. VII *motorische, sekretorische, sensorische* und vermutlich auch *sensible* Fasern. Die 3 letztgenannten Faserqualitäten sind in einem Teil des Nerven vereinigt, der sich auch morphologisch vom rein motorischen Teil abhebt. Da dieser Teil zwischen seinem Stammnerven und dem N. VIII liegt, wird er als **N. intermedius** bezeichnet.

Das ausgeweitete Kernareal des N. facialis liegt im kaudalen Teil des Tegmentum pontis unter dem Boden des 4. Ventrikels im rostralen Anteil des Rautenhirns. Hier lassen sich *4 Kernqualitäten* unterscheiden. Die *motorischen Fasern* gehen vom **Nucleus nervi facialis** ab, die *sensorischen Fasern* ziehen zum **Nucleus solitarius** hin, die *sekretorischen Fasern* haben ihren Ursprung im **Nucleus salivatorius superior**. Die wenigen *sensiblen Fasern* enden vorwiegend im **Nucleus spinalis n. trigemini**, zum geringeren auch im **Nucleus pontinus n. trigemini** [22]. So übernehmen die sensiblen Trigeminuskerne auch die somatosensiblen Bereiche aus dem N. facialis. Die aus den motorischen Ursprungszellen stammenden Fasern sind *branchiomotorisch*, die ursprünglich den Kiemenapparat innerviert haben und infolge dieser Herkunft spezielle viszeroefferente Qualität besitzen. Entsprechend ihrer geänderten Funktion, nämlich der Versorgung der mimischen und Teile der oberen Zungenbeinmuskulatur, kann man diese Fascialfasern jedoch auch als *somatomotorisch* bezeichnen. Diese motorische Fasern steigen zum Boden der Rautengrube auf, biegen im zentralen Höhlengrau um und ziehen in den Bereich des Colliculus facialis. Hier umschlingen die Fasern den Ursprungskern des N. abducens und bilden das „*innere Fazialisknie*". Die Fasern ziehen dann nach lateral und hinten und steigen abwärts zur Austrittsstelle am Hirnstamm. Im Kerngebiet des N. facialis läßt sich eine Pars medialis, eine *Pars lateralis* und eine *Pars intermedia* unterscheiden. Die verschiedenen Kerngebiete des N. facialis sowie die „*Nebenkerne*" lassen sich einzelnen Abschnitten der Gesichtsmuskulatur zuordnen.

Der N. facialis mit seinem Intermediusanteil verläßt das Gehirn seitlich der Olive am Kleinhirnbrückenwinkel zwischen Pons und Medulla oblongata. Zusammen mit dem N. VIII tritt der N. facialis durch den Porus acusticus internus in die Felsenbeinpyramide. Hier zieht er in einem eigenen Kanal, Canalis nervi facialis, zunächst in seiner bisherigen Richtung nach vorn lateral weiter bis dicht an die Vorderfläche der Felsenbeinpyramide. Der Nerv biegt dann rechtwinklig um und verläuft parallel der oberen Felsenbeinkante nunmehr nach hinten lateral, um dann in einem sanften Bogen abwärts zu ziehen. Schließlich tritt der Facialis durch das Foramen stylomastoideum aus dem Felsenbein heraus zum Gesichtsschädel. An der Umbiegungsstelle im Felsenbein, am „*äußeren Fazialisknie*" (Geniculum nervi facialis), findet sich ein kleiner dreieckiger Knoten, das **Ganglion geniculi**. In ihm liegen die Perikarya der sensorischen und sensiblen Fazialisfasern. Im Bau gleichen diese Zellen den Spinalganglienzellen des Rückenmarks, sind also pseudounipolar.

Die im N. intermedius verlaufenden sensorischen und parasympathischen Fasern gehen nicht mit dem *motorischen Hauptteil* des Facialis durch das Foramen stylomastoideum, sondern verlassen das Felsenbein über eigene Spalten und Kanäle, weil sie sich den Trigeminusästen anschließen müssen. Sie spalten sich vom Fazialisstamm als **N. petrosus major** und **Chorda tympani** ab. Ein winziger Teil motorischer Fasern verbleibt im Felsenbein für die Versorgung des **M. stapedius**. Ein anderer kleiner Teil motorischer Fasern verläßt zwar das Felsenbein, jedoch nicht durch das Foramen stylomastoideum, sondern in Begleitung der Chorda tympani (s. u.). Die wenigen sensiblen Fasern des N. intermedius gesellen sich der Chorda tympani zu für die Teilversorgung der Zunge sowie dem N. auricularis posterior für die sensible Hautversorgung hinter der Ohrmuschel.

Zwischen dem Geniculum und dem Austritt des Nerven aus dem Felsenbein ist die Knochenwand des Fazialiskanals zum Mittelohr sehr dünn, weswegen *Eiterungen im Mittelohr* den N. facialis in Mitleidenschaft ziehen können.

### 3.7.1 Abgänge des N. facialis innerhalb des Felsenbeins

Dies sind: *N. petrosus major, Chorda tympani, N. stapedius, R. communicans cum plexu tympanico* (Tab. 2, Abb. 11).

**a) N. petrosus major:** Er nimmt einen Teil der *parasympathischen Fasern* des Facialis für die Versorgung der *Tränen-, Nasen-* und *Gaumendrüsen* sowie für eine Vielzahl kleiner *Schleimdrüsen* im Verbreitungsgebiet des 2. Trigeminusastes mit und bewirkt ihre Sekretionstätigkeit. Es sind präganglionäre Fasern, die ihren Ursprung im *Nucleus salivatorius superior* am Boden der Rautengrube haben und zunächst über den N. intermedius das Felsenbein erreichen.

Am Geniculum nervi facialis zweigt sich der N. petrosus major ohne synaptische Unterbrechung vom Stamm des N. facialis ab und gelangt durch eine kleine Öffnung, Hiatus canalis n. petrosi majoris zur Vorderfläche der Felsenbeinpyramide in die mittlere Schädelgrube. Hier verläuft er unter der Dura genau entgegengesetzt zu den übrigen Fazialisteilen nach vorne medial zum Foramen lacerum, durchsetzt die Knorpelplatte, die diese Öffnung beim Lebenden ausfüllt und tritt, ohne den Schädel zu verlassen, in den Canalis pterygoideus des Keilbeins. Nach Durchqueren des etwa 2 cm langen Kanals betritt er die Flügelgaumengrube, Fossa pterygopalatina, wo er auf den sensiblen N. maxillaris stößt. In der Flügelgaumengrube befindet sich das **Ganglion pterygopalatinum**, die Umschaltstelle für diese parasympathischen Fasern vom prä- auf das postganglionäre letzte Neuron.

Den Canalis pterygoideus erreichen außer den parasympathischen auch die sympathischen und einige motorischen Fasern. Die aus C$_8$ bis Th$_2$ stammenden *sympathischen Fasern* werden bereits im Ganglion cervicale superius auf ihr postganglionäres Neuron umgeschaltet. Sie bilden um die A. carotis interna ein sympathisches Geflecht und treten mit dem Gefäß in die Schädelhöhle ein. An der oberen, zerebralen Öffnung des Karotiskanals spaltet sich ein Teil der Fasern als **N. petrosus profundus** vom Plexus caroticus internus ab, durchsetzt die Knorpelfuge zwischen Keilbein und Felsenbein und tritt

von hinten in den Canalis pterygoideus zum Ggl. pterygopalatinum, welches er ohne Unterbrechung durchläuft. Die wenigen motorischen Fasern stammen aus dem N. facialis und dienen der Innervation des M. levator veli palatini. Sie kommen mit der Chorda tympani aus dem Felsenbein heraus, trennen sich jedoch bald von ihr ab und ziehen dicht unter der Schädelbais durch Canalis pterygoideus zur Flügelgaumengrube.

Im Canalis pterygoideus verbinden sich somit 3 Faserqualitäten, die aus 3 verschiedenen Gegenden dort eintreffen. Im Kanal werden sie gemeinsam als **N. canalis pterygoidei** bezeichnet und münden alle in der Flügelgaumengrube in das Ganglion pterygopalatinum, in welchem allein die parasympathischen Fasern umgeschaltet werden (Abb. 11). Vom Ganglion aus schließen sich die sekretorischen Fasern den Ästen des N. maxillaris an und versorgen über den N. zygomaticus die *Tränendrüse*, über die Rr. nasales die *Nasendrüsen*, über die Nn. palatini die Gaumendrüsen, über den R. pharyngeus die Schleimhautdrüsen des Schlunddaches sowie über die Sinusäste die Schleimhautdrüsen der Keilbeinhöhle und der Kieferhöhle (Näheres s. N. maxillaris).

Die wenigen *motorischen Fasern*, die sich dem N. petrosus major anschließen, gehen in die Bahn des N. palatinus minor, erreichen den weichen Gaumen und versorgen dort den M. levator veli palatini.

Jüngste klinische Beobachtungen, welche eine **Teillähmung des weichen Gaumens** beim Ausfall der Chorda tympani beschreiben, haben die alte These bestätigt, daß die oben erwähnten motorischen Fasern über diesen recht umständlichen Weg den M. levator veli palatini erreichen [35]. Die Tatsache, daß diese Fasern nicht zusammen mit dem N. petrosus major, sondern erst auf dem Wege über die Chorda

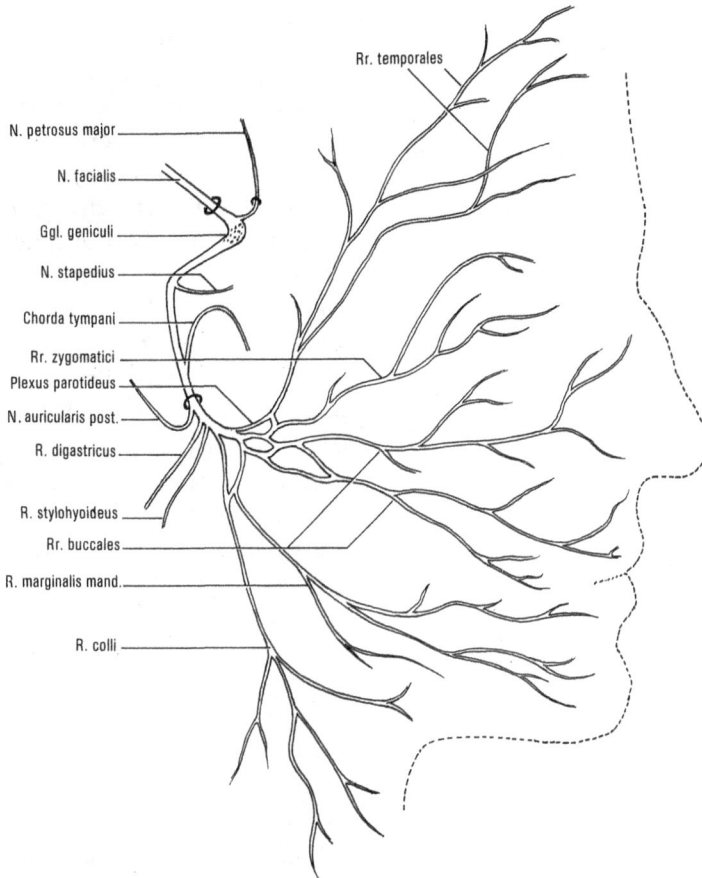

Abb. 11  N. facialis und sein Äste

tympani das Felsenbein verlassen, schließt die Möglichkeit nicht aus, daß diesem motorischen Teil vielleicht auch sensorische Chorda-Fasern mitgegeben werden, welche die am weichen Gaumen befindlichen, besonders im Kindesalter gut entwickelten Geschmackszellen mitversorgen könnten (s. S. 73).

b) **Chorda tympani:** Sie führt den restlichen Teil der *parasympathischen Fasern* des Facialis für die gemischten Speicheldrüsen und Teile der Zungendrüsen, Geschmacksfasern für einen Teil der Geschmackspapillen, *sensible Fasern* für ei-

nen Teil der Zungenschleimhaut und für eine kurze Strecke auch kleine Bündel *motorischer Fasern* für einen Gaumenmuskel, den M. levator veli palatini. Die afferenten sensorischen und sensiblen Chordafasern haben ihre Perikarya im Ganglion geniculi; die efferenten sekretorischen Chordafasern entstammen dem Nucleus salivatorius superior des Rautenhirns.

Wegen ihres *Verlaufs* durch die gesamte Paukenhöhle, Cavum tympani, trägt die Chorda ihren Namen. Die Chorda tympani zweigt kurz oberhalb des Foramen stylomastoideum vom Facialisstamm ab. Sie wendet sich nach oben und durchzieht im Bogen die hintere und obere Wand der Paukenhöhle. Dabei verläuft sie teils in eigenen Knochenkanälchen, teils in einer Schleimhautfalte zwischen Hammergriff und Amboß und verläßt die Paukenhöhle und das Felsenbein durch die Glaser-Spalte, Fissura petrotympanica, dorsomedial des Mandibulaköpfchens. Die Glaser-Spalte vertieft sich während des Wachstums und wird gleichzeitig von einer Knochenspange überwachsen. Die darin verlaufende Chorda tympani bleibt auf diese Weise gegen etwaige Stöße oder Verletzungen des Kieferkopfes gut geschützt. Die Chorda tympani senkt sich nach unten und verbindet sich im spitzen Winkel mit dem N. lingualis aus dem 3. Trigeminusast. Bevor sie diesen erreicht, entläßt sie die bis dahin mitgeführten motorischen Fädchen für den Heber des weichen Gaumens zum N. petrosus major (Näheres s. dort).

Mit dem N. lingualis zieht die Chorda tympani auf der Innenfläche des Unterkieferastes abwärts bis zum parasympathischen **Ganglion submandibulare**, etwas oberhalb des Kieferwinkels. Im Ganglion werden nur die parasympathischen Chordafasern auf das postganglionäre Neuron umgeschaltet, die sensiblen und sensorischen haben keine Synapsen, lediglich eine nachbarschaftliche Beziehung zum Ganglion. Zum Ggl. submandibulare gelangen auch die postganglionären sympathischen Fasern aus dem Halsgrenzstrang, die über den Plexus caroticus externus und weiter in Begleitung der A. facialis verlaufen; sie ziehen entweder am Ggl. submandibulare vorbei oder ohne Unterbrechung durch dieses hindurch.

• Mit **sekretorischen Fasern**, welche durch Sympathikusanteile vervollständigt werden, versorgt die Chorda tympani *Gll. submandibularis, sublingualis,* die *Gll. linguales* des Zungenkörpers sowie die *kleinen Drüsen der Mundbodenschleimhaut* und die Schleimdrüsen in der Gegend der Tonsille und der Schlundenge. Der Parasympathikus fördert, der Sympathikus hemmt die Tätigkeit dieser Drüsen. Bei Reizung der Chorda tympani wird die Durchblutung der erwähnten Drüsen stark erhöht, und es entleert sich reichlich Speichel. So wird der überwiegende Teil der täglichen Speichelmenge von der *Gl. submandibularis* produziert.

Die sensiblen und sensorischen Chordafasern gehen ohne weitere Abzweigung in Begleitung des N. lingualis bis zur Zungenoberfläche.

• Die wenigen **sensiblen Fasern** bilden mit denen des N. lingualis ein feinmaschiges Netzwerk und versorgen die Schleimhaut der gesamten *Zungenunterfläche* und die der *vorderen zwei Drittel der Zungenoberfläche.* Dabei versorgen die Fasern aus der Chorda tympani lediglich kleinere Teile des Apex linguae, während der überwiegende Teil der Zungenspitze sowie der gesamte Zungenkörper von den Fasern des *N. lingualis* übernommen wird. Beide Nerven vermitteln der Zungenoberfläche elementare Sinnesqualitäten, welche besonders im vorderen Zungenbereich gut entwickelt sind.

Hierdurch wird nicht der Geschmack, sondern die Beschaffenheit der Nahrung kontrolliert. So werden beispielsweise spitze Gegenstände in der Nahrung, wie z.B. kleine Fischgräten oder Eierschalenteilchen, schnell wahrgenommen.

• Die **sensorischen Chordafasern** versorgen auf der Zunge die *Papillae fungiformes* sowie Teile der *Papillae foliatae*. In erster Linie vermitteln sie die Geschmacksqualitäten *süß*, *sauer* und *salzig*. Die Geschmackszellen sitzen überwiegend auf der Oberfläche des Pilzhutes; sie kommen deswegen zwar schnell, aber nicht so intensiv mit Geschmacksstoffen in Berührung, wie dies bei den Papillen im hinteren Zungenbereich der Fall ist.

Im Gegensatz zu den anderen klassisch sensorisch innervierten Sinnesorganen, Auge, Nase und Ohr, werden die sensorischen Geschmacksrezeptoren auf der Zunge nicht von einem einzigen, sondern von 3 verschiedenen Nerven, Facialis, Glossopharyngeus und Vagus, innerviert. Außerdem sind diese 3 Nerven nicht nur für die Geschmackspapillen der Zunge, sondern ebenso für andere wichtige Aufgaben zuständig. Darüber hinaus weisen die Perikarya ihres 1. Neurons (im Ganglion geniculi des N. VII und im Ganglion inferius der Nn. IX und X) dieselbe Morphologie auf, die die sensiblen Ganglienzellen auszeichnet; sie sind pseudounipolar. Daher werden die gustatorischen Zungenfasern oft der spezifischen Sensibilität zugeordnet.

Die von den Geschmacksknospen kommenden afferenten Axone aus der Chorda tympani enden im rostralen Anteil des Nucleus solitarius des Rautenhirns. Hier treffen ebenso andere am Schmecken beteiligte Fasern aus dem N. glossopharyngeus und N. vagus ein, wo sie auf das 2. Neuron umgeschaltet und sich großenteils dem Lemniscus medialis anschließen, um den Thalamus der Gegenseite zu erreichen. Das aus dem Thalamus führende 3. Neuron projiziert die Geschmacksempfindung am Fuß der hinteren Zentralwindung und den angrenzenden Inselareale. Nucleus solitarius entsendet aber auch Kollateralen zu den Speichelkernen und zum vegetativen Vaguskern und stellt so den reflektorischen Weg für Speichel- und Magensaftproduktion her.

Die Chorda tympani kann bei einer stärkeren Mittelohrentzündung schon sehr früh betroffen sein. Die Geschmackszellen im vorderen Zungenbereich fallen dann aus, wobei vorwiegend der süße Geschmack mangelhaft übermittelt werden kann. Darüber hinaus können die gemischten Speicheldrüsen sowie Teile der Spüldrüsen auf der gelähmten Seite nur schwach produzieren, weil der Parasympathicus die Sekretion dieser Drüsen fördert.

c) **N. stapedius:** Er ist der *rein motorische* Ast des Facialis innerhalb des Felsenbeins für den M. stapedius. Der sehr feine Nerv entspringt vom absteigenden Teil des Fazialisstammes unterhalb seines Knies zwischen den Abgängen des N. petrosus major und der Chorda tympani. Der durch diesen Nerven versorgte M. stapedius ist der *kleinste quergestreifte Muskel* des menschlichen Körpers. Da er entwicklungsgeschichtlich zum 2. Kiemenbogen gehört wird er vom Facialis innerviert. Der etwa 4 mm lange Muskel entspringt am Periost seiner Knochenhöhle und setzt mit einer haarfeinen Sehne am Köpfchen des Steigbügels an. Er gehört, zusammen mit dem ebenfalls quergestreiften, vom Trigeminus innervierten M. tensor tympani, zu den wenigen Muskeln des Körpers, die trotz ihrer motorischen Innervation nicht willkürlich, sondern reflektorisch erregt werden. Für diesen Reflexbogen benötigt der M. stapedius außer der motorischen Efferenz, die ihm durch den N. stapedius übermittelt wird, auch einen afferenten Schenkel, der über den N. cochlearis aufsteigt. M. stapedius und M. tensor tympani regulieren die Schalleitung im Mittelohr und verhindern dadurch eine Schädigung der empfindlichen Hörzellen im Innenohr.

Der **M. stapedius** spannt und verkantet die Steigbügelplatte, wodurch diese weniger beweglich wird und somit zur Dämpfung von lauten Geräuschen beiträgt. Der **M. tensor tympani** reguliert einerseits den Spannungszustand des Trommelfells, kann aber andererseits über den Hammergriff die Gehörknöchelchenkette straffen und somit die Schallschwingungen eher fördern. Beide Muskeln wirken also sowohl agonistisch als auch antagonistisch.

Ihre Kontraktion erfolgt reflektorisch auf akustische Reize. Sind die Schallreize schwach, kontrahiert sich zuerst der M. stapedius, sind sie stark, reagieren beide Muskeln gleichzeitig [27].

Eine *Lähmung des M. stapedius*, die aus einer Fazialislähmung resultiert, verursacht eine Hör-Überempfindlichkeit, die Hyperakusis, weil die dämpfende Wirkung des Muskels aufgehoben ist.

**d) R. communicans cum plexu tympanico:** Dieser präparatorisch nicht immer darstellbare Ast besitzt anscheinend sensible Qualität und zieht zum Plexus tympanicus des N. glossopharyngeus, um möglicherweise die Schleimhäute vom Mittelohr und von der Tuba auditiva mitzuversorgen.

### 3.7.2 Abgänge des N. facialis außerhalb des Felsenbeins

Durch das Foramen stylomastoideum tritt der Hauptanteil des N. facialis aus dem Felsenbein in den Gesichtsschädel ein. Dieser Teil führt motorische Fasern für die mimische Muskulatur und ein kleiner Teil somatoafferent-sensibler Fasern für Hautareale in der Umgebung der Ohrmuschel. Nach seinem Austritt aus dem Foramen stylomastoideum verzweigt sich der Nerv in 3 Richtungen, nach dorsal, nach kaudal und nach ventral: *N. auricularis posterior, R. digastricus, R. stylohyoideus, Plexus parotideus* (Tab. 2, Abb. 11).

**a) N. auricularis posterior:** Dieser Ast enthält außer der *motorischen Qualität* auch einen *sensiblen Anteil*, dessen Perikarya sich im Ganglion geniculi befinden. Er zweigt sich gleich nach dem Austritt des Stammes aus dem Felsenbein ab, wendet sich nach hinten, steigt zwischen dem Warzenfortsatz und der Ohrmuschel nach oben und verteilt sich in mehrere Endäste

• Die **motorischen Fasern** versorgen die mimischen Muskeln des Hinterhauptes und die meisten Muskeln der Ohrgegend, nämlich die Mm. occipitalis, auricularis posterior, auricularis superior und temporoparietalis. Der vom *R. occipitalis* des Nerven versorgte M. occipitalis ist der Antagonist des M. frontalis. Er zieht die Kopfschwarte nach hinten und glättet so die Stirn.

Manche Menschen können willkürlich alternierend den M. occipitalis und M. frontalis kontrahieren und so mit der Kopfhaut „wakkeln".

• Die **sensiblen Zweige** leiten die Oberflächensensibilität aus dem hinteren Teil der Ohrmuschel und aus dem angrenzenden Hautbezirk hinter dem Ohr, sog. *Hunt-Zone*. Außerdem gehen sie Anastomosen mit den sensiblen Zervikalnerven ein und verbreiten sich in der Haut der Regio occipitalis bis hinauf zur Scheitelgegend. Somit enthält der N. facialis, eigene sensible

Fasern, die mit der Chorda tympani Areale der Zungenoberfläche und mit dem N. auricularis posterior Hautareale in der Umgebung der Ohrmuschel erreichen und diese sensibel mitversorgen.

**b) R. digastricus und R. stylohyoideus:**
Sie spalten sich etwa 1 cm unterhalb des Foramen stylomastoideum vom Fazialisstamm ab und ziehen kaudalwärts zu den gleichnamigen Muskeln. Der R. digastricus senkt sich dabei sofort in den *Venter posterior des M. digastricus* und versorgt diesen motorisch. Der R. stylohyoideus zieht nach seiner Abzweigung vom Facialis noch etwa 2 cm abwärts, um in den hinteren Rand des *M. stylohyoideus* einzutreten. R. digastricus und R. stylohyoideus können zunächst auch gemeinsam aus dem Facialis entspringen (Abb. 12). Anastomosen mit dem motorischen Teil des N. XI werden häufig beobachtet.

Der Venter anterior des M. digastricus ist Bestandteil des Mundbodens und gehört entwicklungsgeschichtlich zum 1. Kiemenbogen, weshalb er nicht vom N. facialis, sondern vom N. trigeminus innerviert wird.

**c) Plexus parotideus (Plexus intraparotideus):** Dieses Nervengeflecht bildet sich aus der mächtigen ventralwärts ziehenden Hauptmasse des Fazialisstammes. Der N. facialis verläuft zunächst als einheitlicher Nerv nach vorn. Beim Eintritt in die Parotis spaltet er sich meist in 2 Teile. Diese bilden innerhalb der Drüse durch viele Anastomosen 1, manchmal auch 2, nervöse Geflechte, den Plexus parotideus. Vom Plexus aus gehen fächerförmig Äste ab, die sich zur Peripherie hin mehrfach verzweigen und untereinander Verbindun-

gen eingehen (Abb. 12). Die im Halbkreis angeordneten radiären Äste ziehen zu den Gesichtsmuskeln: *Rr. temporales, zygomatici, buccales, marginalis mandibulae, colli.*

• Die **Rr. temporales,** meist 2 oder 3 Äste, steigen dicht am vorderen Rand der Ohrmuschel schräg nach oben, überqueren den Jochbogen und den vorderen Schläfenbereich zum Seitenrande des M. frontalis und zum Ringmuskel des Auges und ziehen schließlich bis zur Mittellinie der Stirn. Sie innervieren den Stirnmuskel, die Muskeln der Augenbraue, der Nasenwurzel und den oberen Teil des M. orbicularis oculi (für das Oberlid). In Höhe des äußeren Gehörganges zweigt ein sehr feiner Ast zum vorderen und oberen Rand der Ohrmuschel ab, versorgt dort den M. auricularis anterior und beteiligt sich an der Innervation weiterer kleinerer Muskeln in diesem Bereich.

Den nervösen Apparat für den Lidschlag stellen in erster Linie die Rr. temporales dar, weil sich dabei hauptsächlich das Oberlid bewegt. Bis zu 12 000 Lidschläge pro Tag können ausgelöst werden. Bei großer Müdigkeit, wenn die Augenlider absinken, wird durch Innervation des M. frontalis versucht, die Augenlider geöffnet zu halten. Der vom N. facialis innervierte ringförmige M. orbicularis oculi ist für den festen Lidschluß und für das reflektorische Zukneifen der Augen bei Blendung, Wind und Staub verantwortlich. Er kann also willkürlich und reflektorisch in Tätigkeit gesetzt werden. Häufig ist eine Augenbewegung funktionell mit dem Lidschlag gekoppelt, was auf Faserverbindung zwischen den Kerngebieten des Facialis und des Oculomotorius hinweist. Von allen Gesichtsästen des N. fa-

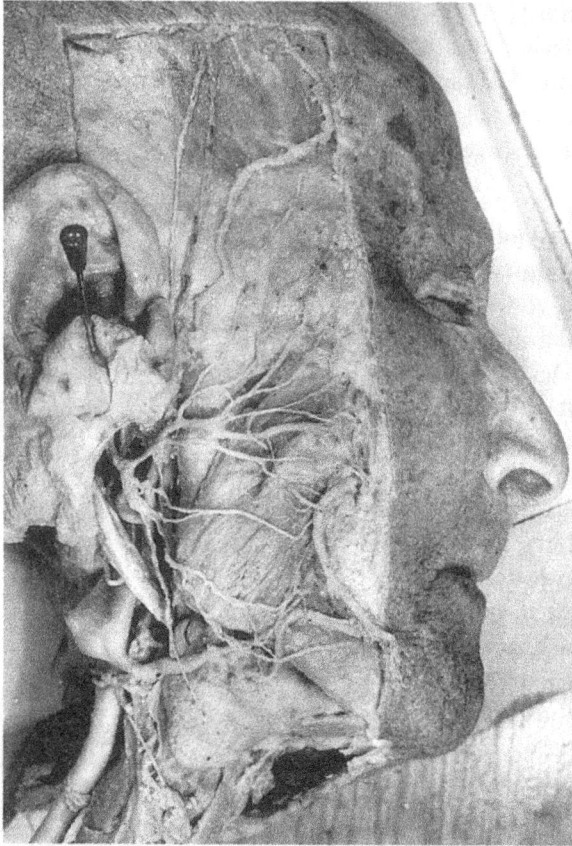

**Abb. 12a**    Nerven der oberflächlichen Gesichtsregion nach Entfernung der Glandula parotidea. Der Pfeil am hochgeklappten Ohrläppchen zeigt die Austrittsstelle des N. facialis aus dem Foramen stylomastoideum.

cialis haben nur die Rr. temporales über die vorderen Fazialiskerne nicht nur Verbindung zu kontralateralen, sondern auch zu ipsilateralen motorischen Rindenfeldern. Bei einer zentralen Fazialislähmung, z.B. durch Schädigung der Bahnen im Bereich der Capsula interna einer Hirnhemisphäre (Schlaganfall), können daher die Muskeln oberhalb der Lidspalte (Oberlid, M. frontalis) als einzige der gelähmten Gesichtsseite kontrahiert werden, da ihre Versorgung durch die gesunde Hirnhemisphäre erhalten bleibt. Die Funktion der Lidschläge werden somit beidseitig intakt gehalten. Die Verbindung der Rr. temporales mit beiden Hemisphären ist wahrscheinlich auch der Grund dafür, daß Lidschläge auf beiden Seiten gleichzeitig ablaufen, während die unteren mimischen Muskeln häufig einseitig gebraucht werden. Dabei dauert jeder Lidschlag nur 0,2 sec., was keine Neueinstellung des visuellen Systems auf das Zielobjekt erforderlich macht und somit keine Unterbrechung in der optischen Wahrnehmung zur Folge hat.

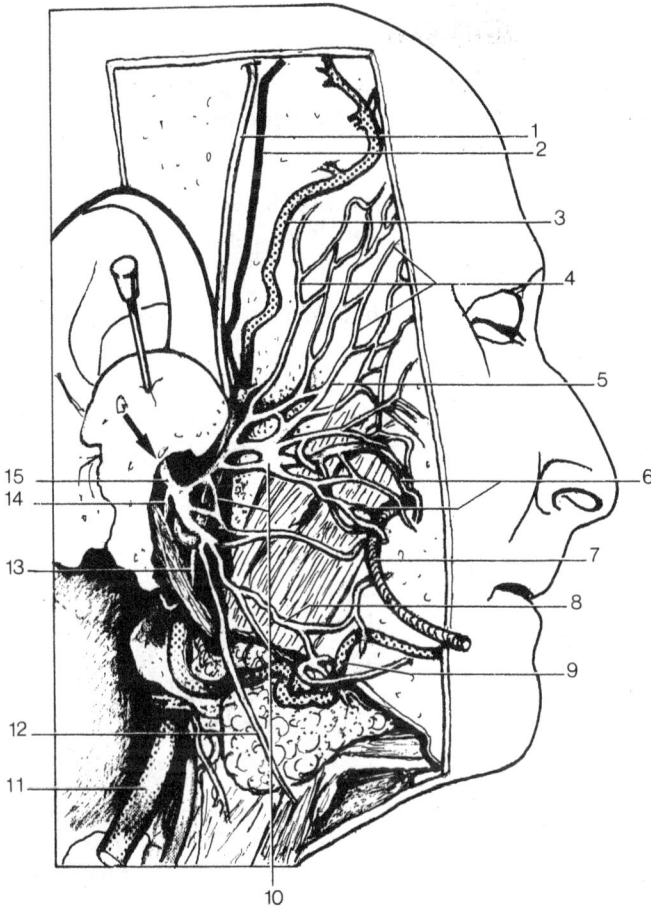

**Abb. 12b**

1 = N. auriculotemporalis
2 = V. temporalis superficialis
3 = A. temporalis superficialis
4 = Rr. temporales
5 = Rr. zygomatici
6 = Rr. buccales
7 = Ductus parotideus
    (nach vorne abgebogen)

8 = R. marginalis mandibulae
9 = A. facialis
10 = Plexus parotideus
11 = A. carotis externa
12 = R. colli
13 = R. stylohyoideus
14 = R. digastricus
15 = N. facialis

Die Haut des Oberlids ist besonders dünn, ihr subkutanes Bindegewebe extrem locker und weitgehend fettfrei. Sie neigt daher zur Aufnahme von Gewebsflüssigkeiten, was bei bestimmten Erkrankungen als **Lidödem** sichtbar werden kann. Auf der Innenseite des Lidmuskels, zwischen ihm und der Lidplatte befindet sich eine weitere Bindegewebsschicht. Diese stellt am Oberlid eine Fortsetzung der subaponeurotischen Bindegewebsplatte der Kopfschwarte dar. Diese direkte Beziehung hat zur Folge, daß *Blutungen oder eitrige Flüssigkeitsansammlungen* der Kopfschwarte sich in das *Oberlid* ausbreiten können [39]. Dauerspannung beidseitiger Stirnmuskeln und die daraus entstehenden Dauerfalten in diesem Bereich findet man u. a. nicht selten bei Menschen, die jahrelang unter schwerer seelischer Belastung standen.

• Die **Rr. zygomatici** verlaufen schräg über das Jochbein hinweg in Richtung Unterlid und lateraler Augenwinkel zur Innenfläche des unteren Lidmuskels und der Lachmuskeln. Die Äste versorgen den M. zygomaticus major, M. zygomaticus minor, den M. nasalis und die untere Hälfte des M. orbicularis oculi.

• Die **Rr. buccales** bestehen aus 3 bis 4 kräftigen Ästen und versorgen von allen peripheren Fazialiszweigen die meisten mimischen Muskeln. Sie ziehen oberhalb und unterhalb des Ductus parotideus nach vorn, treten am vorderen Parotisrand aus der Drüse aus und gelangen zur Innenfläche der bukkalen und nasalen Muskeln. Die Endzweige versorgen die beiden funktionell wichtigen Muskeln, M. buccinator und M. orbicularis oris und mit weiteren Zweigen die Muskeln des Mundwinkels und des Nasenflügels

Der am tiefsten gelegene M. buccinator reguliert den Kontakt der Wange mit den Zahnreihen und gleicht durch seine besondere Dehnungsfähigkeit die nötigen Volumenschwankungen im Vestibulum und im Cavitas oris aus. Wird er durch den Ausfall der Rr. buccales gelähmt, so kann die Wangenschleimhaut zwischen die Backenzähne geraten und beim Kauen verletzt werden. Von allen Zweigen der Rr. buccales ist der neben dem Parotisgang waagerecht nach vorne verlaufende Zweig der stärkste. Es scheint, daß die beiden wichtigen, funktionell und morphologisch zusammenhängenden Muskeln, der Trompetenmuskel und der Ringmuskel des Mundes, von mehr Neuriten innerviert werden als die übrigen von den Rr. buccales versorgten Muskeln. Für das

Kauen, Pfeifen, Saugen, Pusten und Blasen ist nicht nur die Tätigkeit der Zungenmuskulatur maßgebend, sondern ebenso die funktionelle Beteiligung des M. buccinator und des M. orbicularis oris.

Ist der **R. buccalis peripher ausgefallen**, dann sind diese Tätigkeiten sehr eingeschränkt, das Pfeifen überhaupt nicht mehr möglich.

Indessen ist, in Zusammenarbeit mit der Zunge, die Saugkraft des intakten Wangenmuskels beachtlich. So können gewöhnlich der meiste Teil der zwischen den Zähnen haftengebliebenen Speisereste angesaugt und zum Schlund befördert werden.

Verbindungen der Rr. buccales mit den sensiblen Trigeminusästen, vor allem mit dem N. buccalis und N. infraorbitalis, sind zahlreich. Als Hautzweige lösen sich jedoch diese sensiblen Fasern von den motorischen Rr. buccales ab und ziehen über die Muskeln hinweg zur Haut.

Um Verwechslungen mit dem sensiblen N. buccalis des Trigeminus vorzubeugen, benutzen manche Anatomen und Kliniker die alte Bezeichnung „Rr. buccinatorii" für diese Fazialiszweige oder aber „N. buccinatorius" für den sensiblen Trigeminusast.

• Der **R. marginalis mandibulae** verläuft als dünner Zweig vom Plexus parotideus zunächst abwärts, biegt jedoch am Kieferwinkel nach vorn um und zieht, wie sein Name verdeutlicht, über dem Mandibularand zur Unterlippe und zum Kinn. Wie die übrigen Äste erreicht auch er von der Innenfläche her die zu versorgende Muskulatur. Seine Endäste ziehen zum M. risorius, M. depressor anguli oris, M. depressor labii inferioris und M. mentalis; alles Muskeln, die in erster Linie für die Bewegung des Mundwinkels nach unten bestimmt sind.

Der R. marginalis mandibulae liegt zunächst sehr oberflächlich, und zwar direkt unter der Haut, weil die Parotis nicht soweit herabreicht. Chirurgische Eingriffe an der Basis mandibulae oder tiefere Schnittwunden können daher den Einzelast durchtrennen und das vorübergehende Hochziehen des Mundwinkels durch die Antagonisten bewirken. Er kann ebenso durch Druck (z. B. Gipskrawatten, die bis zum Unterkiefer reichen) geschädigt werden. Verbindungen mit dem sensiblen N. mentalis des Trigeminus sind immer vorhanden.

• Der **R. colli** geht als unterster Ast aus dem Plexus parotideus hervor. Innerhalb der Ohrspeicheldrüse kann er zunächst mit dem R. marginalis mandibulae gemeinsam als einheitlicher starker Ast verlaufen oder als einziger der Fazialisäste außerhalb des Plexus parotideus weiterziehen. In diesem Fall steigt er hinter dem Unterkieferast als eigenständiger Zweig vom Facialis ab und zieht schräg abwärts zum Hautmuskel des Halses, dem Platysma, wo er sich in eine Anzahl von Ästen aufteilt. Auf der Innenfläche des Muskels anastomosiert er mit dem sensiblen Hautnerven des Halses, dem N. transversus colli aus dem Plexus cervicalis.

Früher wurde diese Verbindung als „Ansa cervicalis superficialis" bezeichnet.

Die mimische Muskulatur entstammt dem 2. Kiemenbogen und wird als solche vom N. facialis, dem Nerv des 2. Kiemenbogens, innerviert. Im Laufe der Phylogenese gibt sie jedoch ihre ursprüngliche Lage am Griffelfortsatz und Zungenbein auf und wandert größtenteils nach kranial. Sie legt sich nunmehr auf und über die Gesichtsknochen und schiebt sich dabei zwischen die tiefer gelegenen Kaumuskeln und die darüber liegende Haut, beides Materialien des 1. Kiemenbogens, die von dem zugehörigen N. trigeminus innerviert werden.

Da die versorgenden Nerven bei jeder Wanderung stets mitgenommen werden, ist es verständlich, daß die *Kaumuskeln* und die *Gesichtshaut* weiterhin vom **N. trigeminus**, die dazwischen liegenden *mimischen Muskeln* dagegen vom **N. facialis** innerviert werden. Aus diesem Grunde müssen auch die sensiblen Trigeminusäste erst die mimische Muskulatur durchbohren, um an die Haut zu gelangen.

Die Bildung eines nervösen Netzwerkes, *Plexus parotideus*, und die daraus fächerförmig abgehenden Zweige sind das Ergebnis dieser Muskel-Wanderung. Ein Teil der Muskeln behält seine Beziehung zum Skelett des 2. Kiemenbogens bei (Venter posterior des Digastricus und der M. stylohyoideus). Ein weiterer Teil wandert in entgegengesetzter Richtung nach kaudal und bildet den oberflächlichen Halsmuskel, das Platysma.

Da der Bewegungsapparat der Mimik nicht an Gelenken gebunden ist, können feinste Regungen im Gesicht wesentlich deutlicher zum Ausdruck gebracht werden, als dies mit zwangsläufigen Scharnieren möglich wäre. Das Minenspiel wird im Laufe des Lebens vor allem durch optische Wahrnehmung des mimischen Verhaltens anderer mitbestimmt.

Bei *angeborener Blindheit* fehlen daher oft die Mitbewegungen der Mimik beim Sprechen und psychische Regungen kommen in der Gesichtsmuskulatur kaum zum Ausdruck, da diese meist auffallend starr bleiben.

Die Gesichtsäste des Facialis entwickeln sich postnatal auf beiden Gesichtshälften etwas unterschiedlich, so daß mit fortschreitendem Alter die Stärke ihrer Endverzweigungen auf der rechten und linken Seite nicht übereinstimmen müssen. Die immer vorhandene, jedoch manchmal nicht erkennbare Asymmetrie der beiden Gesichtshälften in Mimik und Ausdruck beim erwachsenen Menschen ist wenigstens zum Teil auf diese Tatsache zurückzuführen; wahrscheinlich spielen dabei auch die Hautäste des Trigeminus eine Rolle.

Die Verbindung zwischen den motorischen Fazialis- und den sensiblen Trigeminusästen sind sehr zahlreich und individuell variabel. Der Ausfall des einen Nerven bleibt daher nicht immer ohne Wirkung auf die anderen. Die enge Beziehung der beiden Nerven durch ihre zahlreichen Anastomosen und streckenweise auch durch ihren gemeinsamen Verlauf bringt mit sich, daß bei einer Ausschaltung des Trigeminus vorübergehend auch die Steuerung und die Empfindungen der Gesichtsmuskeln verloren gehen können:

So wird z. B. bei einer **Mandibularisanästhesie** am Foramen mandibulae gelegentlich eine typische *Fazialislähmung* der betreffenden Gesichtsseite für einige Stunden beobachtet: *schlaffes Gesicht, Fehlen des Lidreflexes und Herabhängen des Mundwinkels.*

Der Verlauf des N. facialis und seine topographische Lage lassen weiterhin erkennen, daß fortgeschrittene Entzündungsprozesse im Ohr und in der Parotis die häufigsten Ursachen für eine *periphere Fazialislähmung* oder „*Neuritis*" darstellen.

Obwohl die mimischen Muskeln nicht auf Gelenke wirken und bei ihnen makroskopisch sichtbares Sehnenmaterial fehlt, können wir an ihnen die Fähigkeit zur Feinabstufung der Kontraktion erkennen. Dies zeigt, daß von einem motorischen Neuriten relativ wenige Muskelfasern versorgt werden. Bemerkenswert ist, daß sich viele „nervöse Zuckungen" vorzugsweise im Gesicht abspielen, vor allem am Oberlid, am Unterlid oder am Mundwinkel der einen Gesichtshälfte. Neben anderen Faktoren dürfte bei diesen Zuckungen eine reflektorische Tonus- und Spannungsänderung im Muskelapparat eine Rolle spielen, an deren Zustandekommen vermutlich die Fazialisfasern selbst beteiligt sind.

Die *Arterien der Pia mater* sollen auch parasympathische vasodilatatorische Fasern aus dem VII. Hirnnerven erhalten, die über den N. petrosus major an den Plexus caroticus internus abgegeben werden [26]. Da aber die präganglionären Fasern des Petrosus major noch zu keiner autonomen Funktion fähig sind, müßten im Ganglion geniculi außer sensiblen und sensorischen auch parasympathische Nervenzellen für die Umschaltung vorhanden sein, die ihre postganglionären Fasern zu dilatatorischen Zwecken an den N. petrosus major abgeben. Das Vorkommen solcher parasympathischen Nervenzellen, die multipolaren Charakter haben müßten, wurde im Ganglion geniculi noch nicht nachgewiesen, wäre jedoch denkbar, da auch die anderen, dem Facialis vergleichbaren Kiemenbogennerven, nämlich der Glossopharyngeus und der Vagus in ihrem sensiblen Ganglion inferius parasympathische Nervenzellen enthalten.

**Fazialislähmung.** Der N. facialis ist nur durch relativ dünne Scheidewände vom Mittelohr getrennt und deswegen bei Affektionen des Mittelohres gefährdet:

• Bei einer Schädigung des Nerven *nach dem Abgang der Chorda tympani* ist nur der **motorische Fazialisstamm für die mimische Muskulatur** betroffen, alle anderen Funktionen bleiben erhalten.

• Bei einer Schädigung *nach der Abzweigung des N. stapedius* fällt auch die Funktion der **Chorda tympani** aus; es treten Trockenheit im Mund sowie partielle Geschmacksstörungen auf.

• Bei einer Schädigung *nach dem Abgang des N. petrosus major* ist auch der **N. stapedius** betroffen; es tritt Überempfindlichkeit gegen Töne auf, da die jetzt ungezügelte Steigbügelplatte schon bei leisesten Geräuschen anspricht.

• Bei einer Schädigung *oberhalb des Ganglion geniculi* ist auch der N. petrosus major betroffen und daher auch die **Tränensekretion aufgehoben.**

Am *schwersten sind die Nachteile*, die durch den **Ausfall des Wangen- und des Augenschließmuskels** hinzunehmen sind. Im ersteren Fall ist Essen und Kauen recht mühsam, im letzteren Fall sind Lidschläge für die Verteilung der Tränenflüssigkeit über die Hornhaut unzureichend. Besteht keine Hoffnung auf Wiederherstellung des Nerven, dann wird eine Nerventransplantation erwogen, wobei vorzugsweise der rein motorische N. accessorius als Ersatz Verwendung findet.

**Tabelle 2**  Facialisäste und ihre Hauptversorgungsgebiete

| | | | |
|---|---|---|---|
| VII<br>N. facialis<br>(Nerv des 2. Kiemenbogens) | Äste innerhalb des Felsenbeins | N. petrosus major | Tränendrüse, Nasendrüsen, Gaumendrüsen, Oberlippendrüsen, M. levator veli palatini (mit motorischen Fasern) |
| | | N. stapedius | M. stapedius |
| | | Chorda tympani | Unterkiefer- und Unterzungendrüse, Spüldrüsen der Zunge in den vorderen 2 Dritteln, Geschmacksknospen der Pilzpapillen |
| | Äste außerhalb des Felsenbeins | N. auricularis posterior | Hinterhauptmuskeln, hintere Ohrmuskeln |
| | | R. digastricus | Venter posterior M. digastricus |
| | | R. stylohyoideus | M. stylohyoideus |
| | | Rr. temporales | Muskeln der Stirn, der Augenbraue, der Nasenwurzel, des Oberlids, vordere Ohrmuskeln |
| | | Rr. zygomatici | Lachmuskeln, unterer Lidmuskel |
| | | Rr. buccales | Trompetenmuskel, Lippenmuskel, Nasenmuskeln |
| | | R. marginalis mandibulae | Mundwinkelmuskeln, Kinnmuskeln |
| | | R. colli | Platysma |

## 3.8 N. vestibulocochlearis, N. VIII

Der *rein sensorische* Nerv versorgt zwei funktionell völlig unterschiedliche Sinnesorgane, das Hör- und das Gleichgewichtsorgan. Beide Organe sind zwar durch ihre gemeinsame Entwicklung räumlich miteinander verbunden, haben jedoch keine funktionelle Beziehung zueinander. Ihre Nerven sind zwei voneinander unabhängige Stränge, die lediglich in der Peripherie, zwischen Felsenbein und Gehirn, einen gemeinsamen Verlauf aufweisen, die aber im Zentralorgan getrennte Bahnen einnehmen. Innerhalb der Pyramidenkapsel bestehen die beiden Anteile aus dem *N. vestibularis* und dem *N. cochlearis*, welche trotz ihrer engen topographischen Nachbarschaft jeweils voneinander unabhängig nur Erregungen aus ihrem eigenen Sinnesorgan weiterleiten können (Abb. 13).

• Die **Kerne des vestibulären Teils** liegen in der Area vestibularis des Rautenhirns im Boden der Rautengrube. Dort werden 4 Kerngruppen unterschieden: *Nucleus vestibularis superior* [Bechterew], *Nucleus vestibularis medialis* [Schwalbe], *Nucleus vestibularis lateralis* [Deiters] und *Nucleus vestibularis inferior* [Roller].

• Die *Kerne des cochleären Teils* befinden sich ebenfalls im Rautenhirn. Es werden 2 Kerngebiete unterschieden: *Nucleus cochlearis anterior et posterior*.

**a) N. vestibularis:** Der Gleichgewichtsnerv wird erst im Meatus acusticus internus aus mehreren Endästen gebildet, die aus verschiedenen Endorganen des Vestibularapparates kommen und sich vor dem Austritt aus dem Felsenbein zu einem einheitlichen Nerv vereinigen. Die Nervenzellen der peripheren Neurone liegen im *Ganglion vestibulare* am Grunde des inneren Gehörganges. Das Vestibularganglion ist in 2 kleinere Knoten, *Pars superior* und *Pars inferior*, geteilt und beinhaltet bipolare Ganglienzellen mit einem peripheren und einem zentralen Fortsatz. Die peripheren Fortsätze kommen aus den 5 Sinnesarealen des Gleichgewichtsapparates: Es sind die 3 Ampullen der Bogengänge, der Sacculus und der Utriculus; sie alle dienen der Gleichgewichtswahrnehmung, indem sie die Stellung des Kopfes im Raum registrieren. Von ihren Sinnesepithelien gehen die peripheren Fasern ab, die in 3 Bündeln die beiden Ganglienteile erreichen. Dabei nimmt die Pars superior die Fasern der oberen und der seitlichen Ampulle sowie die des Utriculus auf, die Pars inferior die Fasern aus dem Sacculus und dem hinteren Bogengang. Aus den Perikarya des Ganglion vestibulare steigen die zentralen Fortsätze zum gemeinsamen N. vestibularis auf. Die Zahl der vestibulären Fasern wurde mit maximal 24000 ermittelt [24]. Ihre Markscheide verlieren sie erst beim Eintritt in die Sinnesepithelschicht der Ampullen und der Säckchen.

Die 3 Bogengänge sind rechtwinklig aufeinander angeordnet, deren Sinnesepithelien jeweils auf einem bindegewebigen Hügel, *Crista ampullaris*, ruhen. Auf jedem der 3 Hügeln schwebt eine Gallertkuppel, *Cupula*, in deren Spalten die Haare der Sinnesepithelien hineinziehen.

Da die Cupula das gleiche spezifische Gewicht wie die sie umgebende Endolymphe hat, bleibt sie bei einer Kopfbewegung aufgrund ihres Trägheitsprinzips zunächst stehen und läßt die in ihr liegenden Sinneshaare in entgegengesetzter Richtung ablenken. Die Bogengänge reagieren demnach weniger auf Bewegung selbst, sondern auf *Änderung der Geschwindigkeit*. Fährt ein Zug sehr langsam an, so hat man das

Gefühl, daß der Zug am Nebengleis losfährt. Betrachtet man hingegen die abziehenden Wolken aus einem stehenden Fahrzeug, so glaubt man, das Fahrzeug führe. Diese Beispiele zeigen, wie das Gleichgewichtsorgan bei sehr langsamer Bewegung getäuscht werden kann.

Die Sinnesfelder der Vorhofsäckchen, Sacculus und Utriculus, sind flach angelegt und stehen vertikal und horizontal zur Körperachse. Deren Sinneshaare sind in einer Gallertschicht eingebettet, welche durch Kalksteinchen von höherem spezifischen Gewicht, die *Otolithen*, beschwert sind. Dadurch wird die Gallertschicht schwerer als die umgebende Endolymphe. Bei Linearbeschleunigungen werden die Sinneshaare entsprechend der Schwerkraft und der Bewegungsrichtung entweder gebogen oder seitlich gezogen, woraufhin die Sinneszellen erregt werden.

So sprechen auch diese Sinnesfelder nur anfänglich auf *Änderung der Geschwindigkeit*, d. h. auf Beschleunigung oder Verzögerung an, nicht auf gleichbleibende Geschwindigkeit selbst.

Die vielseitigste Verlaufsanordnung aller sensorischen Bahnen im Gehirn erfährt der N. vestibularis. Er verbindet sich unter anderem mit der Formatio reticularis, mit den motorischen Kernen der Augenmuskeln und der Halsmuskeln, mit dem oberen Vierhügel und dem Globus pallidus, mit einigen Rindenfeldern und mit dem Kleinhirn. Diese zahlreichen Verbindungen erklären die verschiedenen Muskelkontraktionen bei Reizungen der vestibulären Sinnesfelder.

Im Kopfbereich ist beispielsweise der *vestibulär* bedingte *Nystagmus* zu erwähnen; diese unwillkürlichen Zuckungen der Augäpfel werden durch Reizung der Bogengänge ausgelöst, wie sie z. B. bei schneller Drehung des Körpers entsteht.

**b) N. cochlearis,** der Hörnerv: Die Perikarya seiner peripheren Neurone liegen im *Ganglion spirale cochleae* im Modiolus der Schnecke (Abb. 13). Wie im Vestibularganglion sind es auch hier bipolare Ganglienzellen, die sich im gesamten Modiolus von der Basis bis zur Schneckenspitze ausbreiten. Die peripheren Fortsätze kommen von den Haarzellen des Corti-Organs. Sie ziehen durch feinste Kanäle in der Lamina spiralis ossea zu den Ganglienzellen des Modiolus. Von hier aus steigen die zentralen Neuriten durch kleine Löcher der Schneckenspindel in den inneren Gehörgang, wo sie sich zum Stamm des N. cochlearis vereinigen.

Der N. cochlearis verfügt über 31 000 Fasern [11]. Innerhalb der Schnecke finden sich diese cochleären Fasern am reichlichsten und dichtesten im oberen Teil der Schneckenbasis und im vorderen Teil der Mittelwindung. Die Innervationsdichte ist also gerade dort am größten, wo die Schwingungen musikalischer und sprachlicher Töne wahrgenommen werden.

Am Grunde des Meatus acusticus internus verbinden sich der Hör- und der Gleichgewichtsnerv zum einheitlichen N. vestibulocochlearis, der von einem Bindegewebsmantel umhüllt ist und daher keine optische Trennung seiner beiden Anteile zuläßt. Gemeinsam mit dem N. facialis verläßt der N. vestibulocochlearis das Felsenbein und tritt in den Kleinhirnbrückenwinkel und damit in den Hirnstamm ein.

• *Ausfall.* Obwohl beide Anteile des Nerven einen gemeinsamen peripheren Verlauf haben, sind die Symptome einer lokalen Schädigung unterschiedlich. Eine Schädigung des akustischen Nervenanteils führt zum Hörverlust derselben Seite, die des vestibulären Anteils dagegen ist häufig

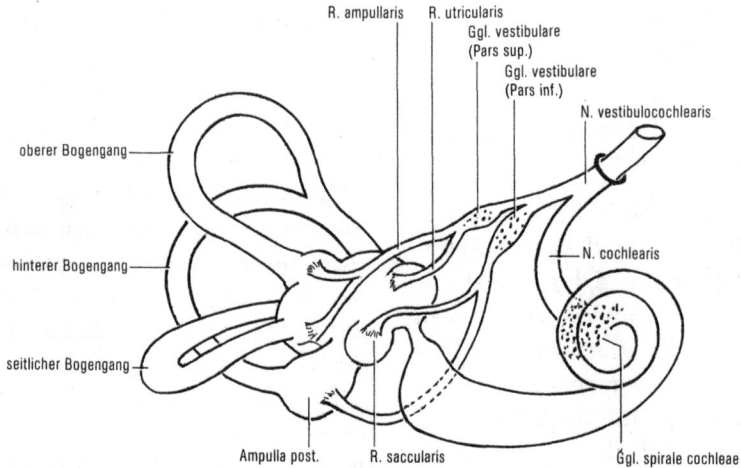

Abb. 13   N. vestibulocochlearis der rechten Seite

beschwerdefrei. Die Ursache liegt in der großen Kompensationsfähigkeit des vestibulären Systems.

Innerhalb der Hirnsubstanz trennen sich beide Nerven sofort und erreichen über jeweils eigene Bahnen die ihnen zugeordneten Hirnteile. Die Endigung der Cochlearisbahn liegt in der Heschl-Querwindung des Temporallappens. Ein **Ausfall dieser Rinde** verursacht *Taubheit* auf dem Ohr der anderen Seite und eine *Hörstörung* auf der gleichen Seite. Offenbar steht jedes Ohr mit beiden Hemisphären in Verbindung.

Wie im Gleichgewichtsapparat beruht auch hier die Impulsübertragung auf Endolymphströmungen, welche die Haare der Hörsinneszellen in Bewegung versetzen und so den akustischen Reiz auslösen. *Schwerhörigkeiten* sind jedoch weniger durch Schädigungen des Corti-Organs oder des Hörnerven begründet, als viel häufiger durch Störungen innerhalb des schalleitenden Apparates im Mittelohrraum.

So führt z. B. mangelnde Bewegungsmöglichkeit der Gehörknöchelchen (*Otosklerose*) zu einer Verschlechterung des Hörvermögens. Auch *Perforationen* im *Trommelfell*, *Eiterung* in der *Paukenhöhle* oder *Verstopfung der Ohrtrompete* können zur Schwerhörigkeit beitragen.

## 3.9  N. glossopharyngeus, N. IX

Er ist der *Nerv des 3. Kiemenbogens* und enthält *alle Faserqualitäten*, die vom Gehirn abgegeben werden können: motorische, sensible, sensorische und sekretorische, die im N. glossopharyngeus alle annähernd gleich stark vertreten sind. Wie sein Name ausdrückt, verbreitet sich der Nerv in erster Linie im *Zungen-* und *Schlundbereich*, versorgt aber auch die *Paukenhöhle* und die *Ohrspeicheldrüse* und reguliert den *Blutdruck*.

Die **motorischen Fasern** stammen aus dem kranialen Abschnitt des *Nucleus am-*

biguus; die **sensiblen Fasern** ziehen zum *Nucleus spinalis vervi trigemini*, die **senso-rischen** zum *Nucleus solitarius*; die Zellen der **sekretorischen Fasern** liegen im *Nucleus salivatorius inferior*. Alle Kerne befinden sich in der kaudalen Hälfte der Medulla oblongata, vorwiegend am Boden der Rautengrube.

Mit 2 Stämmchen tritt der N. glosso-pharyngeus am hinteren Rand der Olive an der Medulla oblongata hervor. Beide ziehen nebeneinander im Subarachnoidalraum nach lateral, treten am Foramen jugulare in die Dura ein und vereinigen sich an der lateralen Wand des Foramens zum Stamm des N. glossopharyngeus. Den Gehirnschädel verläßt der Nerv, in Begleitung des X. und XI. Gehirnnerven, durch den vorderen Teil des Foramen jugulare. Innerhalb des Foramens bildet er das kleine *Ganglion superius*, direkt unterhalb des Foramen das größere *Ganglion inferius*. In beiden Ganglia befinden sich die sensiblen und die sensorischen Nervenzellen der peripheren Neurone. Das Ganglion inferius beinhaltet außerdem noch parasympathische Nervenzellen zur Umschaltung eines Teils der sekretorischen Glossopharyngeusfasern. Auch das Ganglion inferius ragt nicht aus der Ebene der äußeren Schädelbasis heraus, weil das Foramen jugulare durch Bildung besonderer Nischen für Gefäße und Nerven an der äußeren Schädelbasis eine Tiefe von etwa 1 cm besitzt.

**Verlauf:** Der Stamm des Nerven legt sich unterhalb der Schädelbasis zunächst zwischen die A. carotis interna und die Vena jugularis interna, zieht dann auf der medialen, schließlich auf der dorsalen Seite seines Leitmuskels, M. stylopharyngeus, abwärts und strahlt in seine Endge-

biete, die seitliche Schlundwand und die Zungenwurzel, aus (Abb. 14).

**Äste:** *Innerhalb* des Gehirnschädels gibt er feine sensible Äste ab, die aus dem Ganglion superius aufsteigen und als *Rr. meningei* zur Pia mater und Arachnoidea ziehen. Die parasympathischen Fasern werden für die Glandula parotidea und die Drüsen der Wangenschleimhaut im Ganglion oticum, für die Zungendrüsen und die Schleimhautdrüsen des Schlundes im Ganglion inferius auf das postganglionäre Neuron umgeschaltet. *Außerhalb* des Schädels entsendet der Glossopharyngeus folgende Äste: *N. tympanicus, R. stylopharyngeus, Rr. pharyngei, Rr. tonsillares, Rr. linguales* und *R. sinus carotici* (Tab. 3, Abb. 14b, 15).

a) **N. tympanicus:** Er enthält *sensible* und *parasympathische* Fasern. Der Nerv verläßt den Stamm an der äußeren Schädelbasis unmittelbar unterhalb des Ganglion inferius und dringt gleich durch den Canaliculus tympanicus in die Paukenhöhle ein. In der Schleimhaut über dem Promontorium verbindet sich der N. tympanicus mit den Fasern aus dem sympathischen Geflecht der A. carotis interna, den Nn. caroticotympanici, zum Nervengeflecht der Paukenhöhle, *Plexus tympanicus*. Diese sympathischen Fäden spalten sich noch im Carotiskanal vom Plexus caroticus internus ab und ziehen durch ein feines Loch in das Cavum tympani zum Promontorium. Sie sind ausschließlich für das Ohr bestimmt und erschöpfen sich dort.

Die sensiblen Fasern aus dem Plexus tympanicus versorgen die Schleimhaut der Paukenhöhle, der Tuba auditiva, Teile der Cellulae mastoideae sowie die Innenfläche des Trommelfells. Die dünne Paukenhöhlenschleimhaut ist teilweise mit einfachen

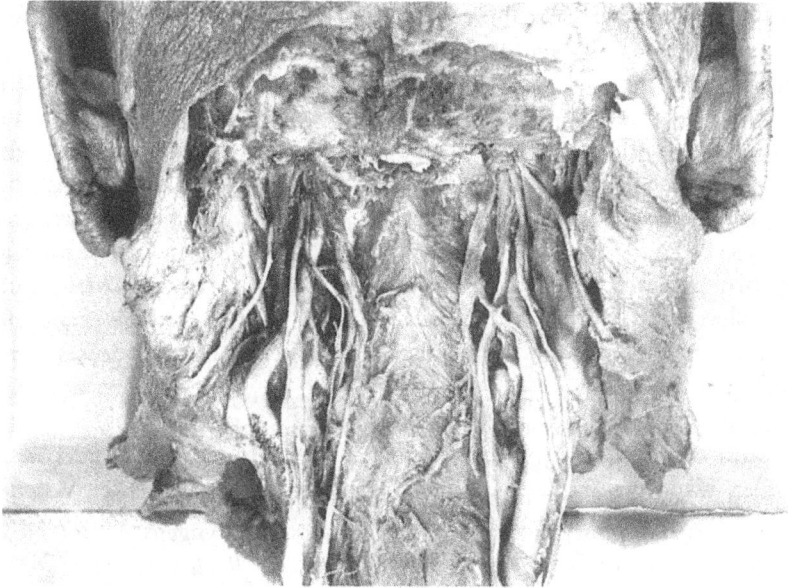

**Abb. 14a**   Nerven und Gefäße an der Hinter- und Seitenwand des Pharynx nach Wegnahme der Halswirbeln.

tubulösen Drüsen, Gll. tympanicae, an einigen anderen Stellen mit Becherzellen versehen, um die Schleimhautoberfläche feucht zu halten. Da die Sekretproduktion und ihre Resorption kontinuierlich geschieht, wird nur eine Komponente des Vegetativums gebraucht. Die hier vorhandenen sensiblen und sympathischen Fasern reichen offensichtlich aus, um die Schleimhautinnervation auch ohne Beteiligung der parasympathischen Elemente zu sichern. Denn die parasympathischen Fasern, die der N. tympanicus für die Parotis mitführt, sind präganglionär und haben daher im Mittelohr noch keine Funktion.

Das gleiche Innervationskonzept wie in der Paukenhöhle, d. h. ohne Mitwirkung des Parasympathicus, dürfte auch für die Warzenfortsatzzellen gelten, denn diese entwickeln sich erst nach der Geburt als Ausstülpungen der Paukenhöhlenschleimhaut. Entzündungen der Paukenhöhle, **Otitis media**, können daher gelegentlich auf die Warzenfortsatzzellen übergreifen, und es kann dort zur länger verweilenden, kaum ausweichbaren Einnistung von Eiterherden kommen. Diese müssen dann meist operativ ausgeräumt werden.

Der präganglionäre parasympathische Faseranteil des N. tympanicus zieht nach Passieren des Plexus tympanicus im Bogen zur Vorderwand der Pyramidenkapsel, durchdringt das Dach der Paukenhöhle und tritt als *N. petrosus minor* durch ein kleines Loch an der Vorderwand des Felsenbeins, und zwar dicht unterhalb der Austrittstelle des N. petrosus major, in die mittlere Schädelgrube. An die Pyramidenwand läuft der N. petrosus minor unter der Dura zum Foramen lacerum, durchsetzt hier die Fibrocartilago basalis und tritt an die äußere Schädelbasis, wo er

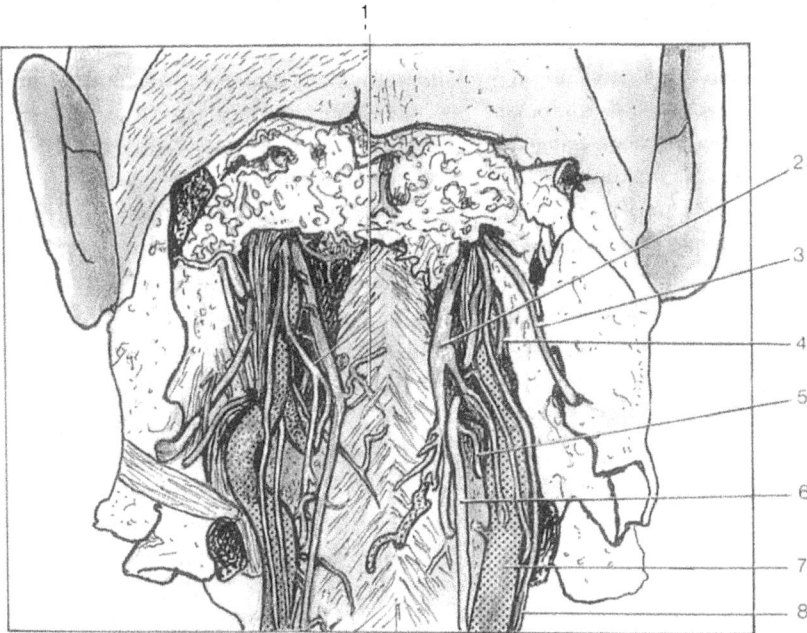

**Abb. 14b**

1 = N. glossopharyngeus und
    Plexus pharyngeus
2 = Ganglion cervicale superius
3 = N. accessorius
4 = N. hypoglossus

5 = N. laryngeus superior
6 = N. vagus
7 = A. carotis communis
8 = Ansa cervicalis

etwa 1 cm unterhalb des Foramen ovale im *Ganglion oticum* endet.

> Die Verbindung zwischen *Ganglion inferius* und *Ganglion oticum*, welche sich via *N. tympanicus, Plexus tympanicus* und *N. petrosus minor* vollzieht, wird als **„Jacobson-Anastomose"** bezeichnet.

Im Ganglion oticum werden die parasympathischen Fasern auf das postganglionäre letzte Neuron umgeschaltet. Dem Ganglion gesellen sich die bereits im oberen Zervikalganglion umgeschalteten postganglionären Sympathikusfasern zu, um ohne Unterbrechung durch das Ganglion den Anschluß an Trigeminusäste zu finden. Den Weg zwischen Ganglion cervicale superius und Ganglion oticum nehmen diese Sympathikusfasern über das Geflecht der A. carotis externa, A. maxillaris und A. meningea media.

Der weitere Verlauf dieser autonomen Fasern, bestehend aus Sympathikus und Parasympathikus, wurde bereits beim 3. Trigeminusast behandelt. Die meisten dieser sekretorischen Fasern verbinden sich mit dem N. auriculotemporalis, um über ihn an die Parotis zu gelangen (s. S. 38).

Als ein ursprünglicher Teil der Wangenschleimhaut wird die **Glandula parotidea** vom N. glossopharyngeus innerviert. Sie entwickelt sich zur mächtigsten Drüse des Kopfes und wandert erst sekundär in den Raum seitlich und hinter dem Kieferast ein. Dabei wird der bereits dort gelegene Plexus parotideus des N. facialis von der Parotisdrüse umwachsen und vollständig eingehüllt. Deswegen hat der mitten im Drüsengewebe gelegene Plexus parotideus nur topographische, aber keine innervatorische Beziehung zur Glandula parotidea. Die Tätigkeit der Ohrspeicheldrüse wird durch den Parasympathikus gefördert, durch den Sympathikus gehemmt.

Außer dem mächtigen Anteil für die Parotisinnervation entsendet das Ganglion oticum vermutlich auch Fasern in die Bahn des N. alveolaris inferior und des N. buccalis für die Drüsen der Wange, der Unterlippe und des unteren Vestibulum. Die Versorgung der erwähnten Schleimhäute durch autonome Fasern aus dem Ganglion oticum ist deswegen sehr wahrscheinlich, weil sonst nur die Chorda tympani als Parasympathikusspender in Frage käme; diese aber müßte erst durch den Kieferknochen nach außen dringen.

Speicheldrüsen. Bei der normalen Ruheproduktion leisten die *Gll. submandibulares* etwa 70% der sezernierenden Speichelmenge, die *Gll. parotideae* etwa 25% und die Gll. sublinguales etwa 5%. Reguliert wird die Speichelsekretion durch hormonale, vor allem aber durch nervale Einflüsse, wobei die vegetativen Komponenten sich ergänzen oder gegensätzlich wirken im Sinne von Förderung und Hemmung der Speichelsekretion. Die vegetative Wirkung ist nicht nur auf die Tätigkeit der Drüsenzellen selbst gerichtet, sondern ebenso auf den Grad der Durchblutung der Drüsen.

b) **R. stylopharyngeus:** Er wird als kurzer Ast unterhalb des Ganglion inferius vom Stamm des Glossopharyngeus an den gleichnamigen Muskel abgegeben. Mit beigeordneten sensiblen und sekretorischen Fasern aus dem Ganglion inferius versorgt er die benachbarte Schleimhaut.

c) **Rr. pharyngei:** Es sind 3–4 kräftige Äste, die sich in verschiedener Höhe vom Glossopharyngeusstamm abspalten und in schrägem Verlauf in die seitliche Schlundwand einstrahlen (Abb. 15). Diese Äste führen *motorische, sensible* und *parasympathische* Qualitäten. Die **parasympathischen Fasern** haben ihren Ursprung im Nucleus salivatorius inferior im Boden der Rautengrube. Sie werden im Ganglion inferius des Glossopharyngeus auf das postganglionäre Neuron umgeschaltet. Die Rr. pharyngei verbinden sich mit den Ästen des Sympathikus und Vagus und bilden an der seitlichen und hinteren Pharynxwand, vor allem im Bereich des Mesopharynx, ein dichtes feinmaschiges Geflecht, den *Plexus pharyngeus*.

Die **motorischen Fasern** aus dem Plexus pharyngeus sind für die quergestreifte Pharynxmuskulatur bestimmt, wobei diejenigen aus dem Glossopharyngeus vorzugsweise den Epi- und den Mesopharynx innervieren. Die **sensiblen Anteile** des Plexus versorgen die Schleimhaut und alle weiteren Schichten der Schlundwand einschließlich der Adventitia. Die **autonomen Fasern** versorgen einerseits die Drüsen der Schleimhaut, andererseits mit hoher Wahrscheinlichkeit auch die Pharynxmuskulatur, weil diese trotz Querstreifung die funktionelle Eigenart besitzt, willkürlich, unwillkürlich und reflektorisch tätig zu sein.

Neuere Beobachtungen lassen als sicher gelten, daß bei festen Bissen eine peristaltische Bewegung gleich hinter der Schlundenge einsetzt. Demzufolge werden die Schlundschnürer zum einen von motorischen Fasern innerviert, welche die Willkürbewegungen während des Schluckvorgangs einleiten, zum anderen von autonomen Elementen, welche die unwillkürliche Peristaltik bewirken. Die nervöse Ausstattung der Schlundmuskulatur spiegelt somit die funktionelle Eigenart des Schlundes wider, bestehend aus Willkürmotorik und Autonom-Viszeromotorik.

Der Schlund gehörte ursprünglich zum Viszeralbogen, und als solcher besaß er reinen Viszeralcharakter, d. h. er war mit glatter Eingeweidemuskulatur versehen. Im Laufe seiner stammesgeschichtlichen Entwicklung wurde jedoch diese glatte Muskulatur allmählich zu quergestreiften Muskeln umgewandelt. Den Sitz seiner Kernareale im intermediären Bereich der Medulla hat er jedoch weiterhin beibehalten. So hat sich die Schlundmuskulatur nunmehr zu einer Mischung aus viszero- und somatomotorischen Elementen differenziert, und dadurch ist sie zu beiden Funktionen befähigt. Ebenso wird der Schluckreflex durch den Plexus pharyngeus ausgelöst und zur Medulla oblongata, dem Schluckzentrum, geleitet. Für diesen reflektorischen Ablauf bildet der N. glossopharyngeus den afferenten, der N. vagus den efferenten Schenkel des Reflexbogens.

• *Ausfall:* Der N. IX ist der wichtigste Nerv für den Schluckvorgang. Seine Lähmung erschwert das Schlucken fester Bissen ganz erheblich. Sind auch die sensiblen Anteile ausgefallen, so kann der lebenswichtige Schluckreflex wegen der weitgehenden Gefühllosigkeit im oberen Rachenbereich ausbleiben und die Gefahr des Verschluckens herbeiführen.

Bei Lähmung des weichen Gaumens, verursacht z. B. durch Diphtherie, können Speiseteile beim Schlucken über die Choanen in die Nasenhöhle gelangen. Etwa 3000 Schluckakte vollzieht der Mensch täglich, wobei der reflektorische Anteil überwiegt. Dieser Schluckreflex hat sein Zentrum in der Medulla oblongata und ist

als angeborenes Verhalten so fest manifestiert, daß das Schlucken des produzierten Speichels auch im Schlaf und sogar in der Agonie nicht aufgehoben ist.

**d) Rr. tonsillares:** Sie gehen etwa in Höhe des weichen Gaumens vom Stamm des N. IX ab, schmiegen sich an die laterale und vordere Pharynxwand und gelangen so unter die Schleimhaut des Rachens. An der Außenseite der Tonsille bilden sie häufig ein feinmaschiges Nervengeflecht, den *Plexus tonsillaris*, in welchem auch Ganglienzellen vorkommen können. Ob es sich hierbei um sensible oder parasympathische Nervenzellen handelt, ist ungewiß.

Die Rr. tonsillares beinhalten *motorische, sensible* und *sekretorische Fasern.* Ihnen gesellen sich einige *sympathische* Fädchen aus dem Grenzstrang bei. Die **motorischen Fasern** versorgen den zweiten Schlundheber, M. palatopharyngeus, den Muskel des Isthmus faucium, M. palatoglossus, den Tubenmuskel, M. salpingopharyngeus sowie gemeinsam mit dem N. vagus den M. uvulae des weichen Gaumens. Die **sensiblen** und **sekretorischen Fasern** versorgen die Schleimhaut und ihre Drüsen im Bereich der Gaumenbögen und der Gaumenmandel. Außerdem ziehen feinste Zweige in die Substanz der Gaumen-, Rachen- und Tubenmandel und versorgen sie.

Diese innervatorischen Zusammenhänge verdeutlichen, daß Entzündungen der Tonsillen immer mit Schmerzen der Gaumenbögen, der Pharynxwände und mit Schluckbeschwerden einhergehen müssen. Die Schmerzempfindung des oberen Rachenraumes ist in erster Linie durch Zweige des Glossopharyngeus bedingt. **Lymphatischer Rachenring:** Die Gaumen- und Rachenmandeln, Tosillae palatinae und pharyngeales, sind bereits im frühen Säuglingsalter voll funktionstüchtige Abwehrorgane. Gemeinsam mit den Zungen- und Tubenmandeln bilden sie den lymphatischen Rachenring, der den Eingang des Schlundes umgibt und der Bekämpfung pathogener Keime dient. Vor allem die kryptenreichen Gaumenmandeln erfahren eine rasche Zunahme des lymphatischen Gewebes und eine Ausdehnung der lymphatischen Oberfläche von annähernd 300 cm². Im höheren Alter wird eine Abnahme des Tonsillenvolumens beobachtet.

e) **Rr. linguales:** Ein Teil des N. IX tritt zunächst gebündelt in den Schlund ein und gelangt unter die Schleimhaut, verläuft im Bogen um den hinteren und unteren Pol der Gaumenmandel und steigt seitlich der Radix linguae in die Zungenschleimhaut, wo er sich in ein Büschel von Endzweigen auflöst (vgl. Abb. 7). Die Rr. linguales führen *sensible, sensorische* und *parasympathische Fasern.* Auf seinem Weg in die Schlundwand erhält das Faserbündel zusätzlich eine sympathische Beimengung aus dem Geflecht der A. carotis interna. Die Perikarya der peripheren Neurone der sensiblen und sensorischen Anteile liegen im Ganglion inferius und superius nervi glossopharyngei, die der postganglionären parasympathischen Neurone im Ganglion inferius des Nerven.

In der Zunge versorgen die Rr. linguales mit ihren **sensiblen Anteilen** die Schleimhaut in den seitlichen Bezirken des hinteren Zungendrittels, mit **sensorischen Anteilen** die Geschmacksknospen der Papillae vallatae und foliatae und mit **sekretorischen Anteilen** die Spüldrüsen des Zungengrundes. Die Substanz des lymphatischen Gewebes der Zunge, die Tonsilla lingualis, wird, bis auf ein kleines dreieckiges Feld am hinteren Teil des Zungengrundes, durch den Glossopharyngeus innerviert. Die seitlichen Bezirke der Zungenwurzel entwickeln sich aus dem ent-

odermalen Kopfdarm und sind ursprünglich paarig angelegt; ihr Gebiet wird von den Zweigen des Glossopharyngeus, dem Nerven des 3. Kiemenbogens, innerviert. Der mediane hinterste Bezirk des Zungengrundes wird dagegen von den Zweigen des 4. Kiemenbogennerven, N. vagus, versorgt.

Obwohl die beiden vom Glossopharyngeus versorgten Papillenarten zahlenmäßig geringer sind als die in den vorderen zwei Dritteln der Zunge befindlichen Pilzpapillen, ist der sensorische Anteil des Glossopharyngeus wesentlich stärker als der in der Chorda tympani, weil sich die meisten der insgesamt auf 3000–9000 geschätzten Geschmacksknospen in den Wallpapillen und in den Blätterpapillen befinden. Zudem sind etwa 20% der Pilzpapillen unempfindlich für Geschmacksstoffe.

Der N. IX kann daher als **Hauptnerv des Geschmacksempfindens** betrachtet werden; sein Ausfall schwächt die Fähigkeit des Schmeckens erheblich. Bei längerer Schädigung der Geschmacksnerven können die Geschmacksknospen sogar atrophieren.

Entsteht eine Schädigung der Geschmacksnerven durch Schädelbasisfrakturen, dann kann die Geschmacksempfindung bis zum völligen Verlust fortschreiten. Wenn sich jedoch die defekten Geschmacksnerven regenerieren, dann werden häufig neue Geschmackszellen gebildet, ein Zeichen dafür, daß den Geschmackszellen keine besonders hohe Stufe der Differenzierung zukommt.

Vom N. IX werden vorwiegend bittere, aber auch saure und salzige Schmeckstoffe aufgenommen, während die süßen Qualitäten von der Chorda tympani geleitet werden.

Eine Beteiligung des Glossopharyngeus an der Innervation der verstreut vorkommenden

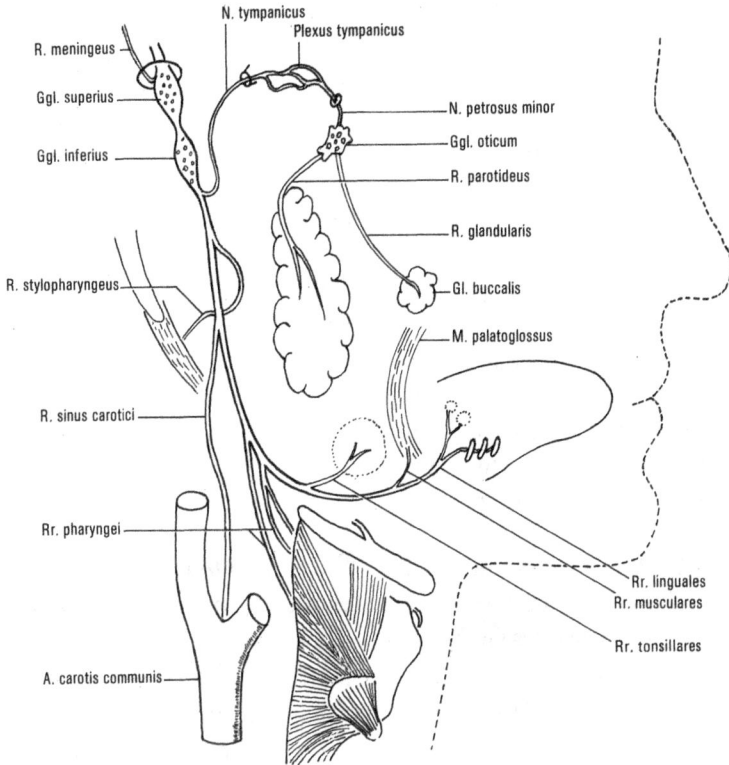

Abb. 15   N. glossopharyngeus und seine Äste

Geschmackszellen am weichen Gaumen wird vermutet [13]. Vielleicht sind aber auch einige sensorische Fasern aus der Chorda tympani daran beteiligt (s. S. 53).

Die *Wahrnehmung der Geschmacksqualitäten* steht offenbar in enger Beziehung zum Riechorgan und zur Atemluft der Nase. Das exakte Schmecken wird beim Menschen nur mit Hilfe der Geruchswahrnehmung vervollständigt. Ausfall des Geruchsvermögens oder Behinderung der Luftzufuhr schränken vorübergehend die Geschmacksempfindung stark ein. Die Fähigkeit des Schmeckens scheint zum Teil auch von einer intakten Sensibilität der Zunge abzuhängen. So bewirkt eine intrakranielle Durchtrennung des Trigemi-

nus, wie sie bei bestimmten Neuralgien durchgeführt wird, eine Minderung der Geschmacksempfindungen und eine Verzögerung der Geschmacksleitung.

**f) R. sinus carotici:** Er beinhaltet *afferente sensible* und *efferente parasympathische* Fasern. Die Perikarya beider Neuronenarten befinden sich im Ganglion inferius. Nach dem Abgang vom Stamm des Glossopharyngeus senkt sich der Nerv abwärts und verbindet sich neben dem Schlund mit einem Zweig aus dem sympathischen Ganglion cervicale superius und manchmal auch mit einem Zweig des Vagus zu einem relativ starken einheitlichen Nervenbündel. Dieses zieht in den Teilungswinkel zwischen A. carotis interna und externa und spaltet sich dort in seine 2 Endäste.

• Der eine Ast endet im etwa 3 mm dicken Körperchen, **Glomus caroticum**, das als *Chemorezeptor* Merkmale innersekretorischer Tätigkeit aufweist und die $O_2$-Konzentration des Blutes kontrolliert.

• Der andere Ast erreicht den erweiterten Ursprung der A. carotis interna, **Sinus caroticus**, der als *Pressorezeptor* die Wandspannung der Arterie und somit jede Änderung des Blutdruckes registriert und deshalb als „Blutdruckzügler" fungiert. Mit markhaltigen afferenten und marklosen efferenten Fasern sind diese Zweige in der Lage, vaskuläre Verhältnisse und Blutbeschaffenheit zu erkennen und zu einer reflektorischen Veränderung des Gefäßvolumens beizutragen (s. S. 83).

Ein Schlag auf Karotiswinkel kann daher zur plötzlichen Überreizung der vegetativen Zweige in diesem Bereich, zur spontanen Verengung des Gehirngefäßes und folglich zur augenblicklichen Bewußtlosigkeit führen: *Karotissinus-Reflex*.

## 3.9.1 Übersicht

Der N. IX ist der wichtigste Nerv für das Schmecken, für den Schluckvorgang und ist maßgeblich an der Speichelproduktion beteiligt (Tab. 3). Er versorgt mit **motorischen** Fasern die oberen und mittleren Schlundschnürer, die Schlundheber, die Muskeln der Gaumenbögen und den Tubenmuskel. Ferner beteiligt er sich an der Innervation der unteren Schlundschnürer und des M. uvulae. Mit **sensiblen** Fasern versorgt er oberflächlich und tief die Paukenhöhle, die Eustachi-Röhre, die Innen-

fläche des Trommelfells, die Gaumenbögen, alle Tonsillen im lymphatischen Rachenring, den Epi- und Mesopharynx und Teile der Zungenwurzel. Mit **sensorischen** Fasern versorgt er die Geschmacksknospen an den Papillae vallatae und foliatae. Mit **parasympathischen** Fasern versorgt er sämtliche Drüsen an den genannten Schleimhäuten, außerdem die Ohrspeicheldrüse, die Wangen- und Unterlippendrüsen, die Drüsen der Zungenwurzel und die epitheloiden Zellen des Sinus caroticus.

## 3.9.2 Nervenversorgung der wichtigsten Kopfdrüsen – Übersicht

Die Kopfdrüsen werden sensibel, parasympathisch und sympathisch innerviert. Für die sensible Versorgung sind Trigeminusäste verantwortlich, ihre Perikarya liegen im Ganglion trigeminale. Die Perikarya der postganglionären sympathischen Neurone liegen im Ganglion cervicale superius, die der parasympathischen Neurone in den parasympathischen Ganglien des Kopfes.

• **Tränendrüse**, Gl. lacrimalis, wird *sensibel* versorgt durch den N. lacrimalis ($V_1$); *parasympathisch* durch den N. facialis über den N. intermedius, N. petrosus major, N. canalis pterygoidei, Ganglion pterygopalatinum (Umschaltung) und N. zygomaticus; *sympathisch* durch den Plexus caroticus internus über den N. petrosus profundus.

• **Nasen-**, Gll. nasales und **Gaumendrüsen**, Gll. palatinae, werden *sensibel* versorgt durch die Rr. nasales bzw. Nn. palatini (beide $V_2$); *parasympathisch* durch den N. petrosus major, *sympathisch* durch den N. petrosus profundus.

- **Ohrspeichel-**, Gl. parotidea und **Wangendrüsen**, Gll. buccales, werden *sensibel* versorgt durch den N. auriculotemporalis bzw. N. buccalis (beide V₃). Die *parasympathischen* Fasern kommen aus dem N. glossopharyngeus über den N. tympanicus, Plexus tympanicus, N. petrosus minor, Ganglion oticum (Umschaltung) und weiter mit dem N. auriculotemporalis bzw. N. buccalis zu den Drüsen. Die *sympathischen* Fasern kommen aus dem Geflecht der A. carotis externa, A. maxillaris und A. meningea media, wo sie Anschluß am Ganglion oticum finden und mit dem N. auriculotemporalis zur Glandula parotidea, mit dem N. buccalis zu den Glandulae buccales ziehen.

- **Unterkiefer-**, Gl. submandibularis und **Unterzungendrüse**, Gl. sublingualis, werden *sensibel* versorgt durch den N. lingualis (V₃); *parasympathisch* durch den N. facialis über N. intermedius, Chorda tympani und Ganglion submandibulare (Umschaltung); *sympathisch* durch den Plexus caroticus externus über das Geflecht der A. facialis.

- **Oberlippendrüsen**, Gll. labiales superiores, werden *sensibel* versorgt durch den N. infraorbitalis (V₂); *parasympathisch* durch den N. petrosus major; *sympathisch* durch den N. petrosus profundus (in Begleitung des N. infraorbitalis).

- **Unterlippendrüsen**, Gll. labiales inferiores, werden *sensibel* versorgt durch den N. mentalis (V₃); *parasympathisch* durch den N. glossopharyngeus über das Ganglion

oticum (Umschaltung) und weiter in Begleitung des N. alveolaris inferior und N. mentalis; *sympathisch* durch das Geflecht der A. carotis externa und A. facialis.

- **Spüldrüsen der Zunge**, Gll. linguales, werden *sensibel* versorgt durch den N. lingualis (V₃); *parasympathisch* im Bereich des Zungenkörpers durch die Chorda tympani, im Bereich der Zungenwurzel durch die Rr. linguales des N. glossopharyngeus (Umschaltung im Ganglion inferius nervi glossopharyngei); *sympathisch* durch das Geflecht der A. carotis externa und A. lingualis.

Über die Nervenversorgung der Epiphyse im Gehirn sowie der Talg- und Schweißdrüsen in der Gesichtshaut siehe das vegetative System (S. 110 u. 120).

**Speichelsekretionsreflexe** werden durch afferente sensible und sensorische Fasern ausgelöst und durch efferente vegetative Fasern die Produktionsmenge reguliert. Dabei sprechen auf Reflexe gewöhnlich nur die großen Speicheldrüsen an. Die Afferenzen reagieren bei Berührung der Zunge (N. lingualis) oder Erregung der Geschmacksfasern (Chorda tympani, Nn. IX, X), sowie indirekt durch optische, akustische und olfaktorische Reize und deren Nervenbahnen. Ebenso können psychische Vorgänge Einfluß auf Speichelsekretion nehmen. Die Efferenzen erhalten ihre Impulse aus den parasympathischen Speichelkernen, Nucleus salivatorius superior und inferior (über Chorda tympani und N. glossopharyngeus), sowie aus den sympathischen Kernen des Rückenmarkes (über dem oberen Halsganglion).

**Tabelle 3**    Glossopharyngeusäste und ihre Hauptversorgungsgebiete

| | | |
|---|---|---|
| **IX**<br>**N. glossopharyngeus**<br>(Nerv des 3. Kiemenbogens) | N. tympanicus | Warzenfortsatzzellen, Innenseite des Trommelfells, Paukenhöhle, Eustachische Röhre. Über N. petrosus minor die Ohrspeicheldrüse |
| | N. stylopharyngeus | M. stylopharyngeus |
| | Rr. pharyngei | Epipharynx, Mesopharynx |
| | Rr. tonsillares | Gaumenbögen, Gaumen-, Rachen- und Tubenmandel, M. palatopharyngeus, M. palatoglossus, M. salpingopharyngeus, M. uvulae |
| | Rr. linguales | Schleimhaut und Spüldrüsen der Zungenwurzel, Geschmacksknospen der Wall- und der Blätterpapillen, Tonsilla lingualis |
| | R. sinus carotici | Glomus caroticum, Sinus caroticus |

## 3.10  N. vagus, N. X

Der zehnte Gehirnnerv ist der *längste* aller Gehirnnerven und sein Versorgungsgebiet reicht weit über den Kopf und Hals hinaus bis tief in den Bauchraum. Wegen dieses weiten „*Herumschweifens*" hat der Nerv seinen Namen erhalten. Umso bemerkenswerter ist es, daß er trotz seiner ausgedehnten peripheren Ausbreitung kein besonders starkes Kaliber aufweist. Wie der Facialis und Glossopharyngeus besitzt auch der Vagus alle 4 *Faserqualitäten* des Gehirns: sensible, sensorische, motorische und parasympathische. Die afferenten sensiblen und sensorischen Fasern haben ihre Perikarya in den beiden extrazerebral gelegenen Ganglia superius und inferius nervi vagi am Foramen jugulare.

• Die *efferenten motorischen* Fasern stammen aus dem **Nucleus ambiguus** am Boden der Rautengrube. Der vorderste Anteil des Nucleus ambiguus gehört zum N. IX, der größere kaudale zum N. X.

• Die *efferenten parasympathischen* Fasern stammen aus dem **Nucleus dorsalis nervi vagi** der Medulla oblongata am unteren Ende der Rautengrube.

• Die *sensiblen* Fasern des N. vagus ziehen zum **Nucleus spinalis nervi trigemini**, die *sensorischen* zum **Nucleus solitarius**.

Die **Umschaltung der parasympathischen Vagusfasern** auf das postganglionäre Neuron geschieht, im Gegensatz zu den übrigen vegetativen Hirnnerven, außerhalb des Kopfes in der Wand der zu versorgenden Organe. Die vegetativen Vagusfasern haben dementsprechend einen *langen präganglionären* und einen *kurzen postganglionären Verlauf*. Weil sie erst in der Organwand auf das letzte, postganglionäre Neuron umgeschaltet werden, benötigen sie, im Gegensatz zu den übrigen kranialen Parasympathikusfasern, keine Leitnerven zum Erfolgsorgan.

Abweichend von diesem Verhalten enthält das vorwiegend sensible Ganglion inferius eine Anzahl parasympathischer Wurzelzellen, aus denen postganglionäre Fasern zu den Drüsen im hinteren Bereich der Zungenwurzel und zu den Schleimhautdrüsen von Pharynx und Larynx in der oberen Halsregion ziehen.

Die postganglionären sympathischen Elemente aus dem Ganglion cervicale superius lagern sich teilweise direkt dem Ganglion inferius an, um mit dem Vagus peripherwärts zu den Halseingeweiden zu ziehen.

Der N. vagus ist der Nerv des 4. und des 5. Kiemenbogens. Er tritt mit einem Dutzend Wurzelbündeln hinter der Olive im Sulcus dorsolateralis aus dem verlängerten Mark aus. Bevor die Wurzelbündel das Foramen jugulare erreichen, vereinigen sie sich zu einem gemeinsamen Stamm, welcher zusammen mit dem N. accessorius in eine Öffnung der Dura mater eintritt. Das Foramen jugulare verläßt der Nerv normalerweise durch den vorderen Abschnitt. Ist jedoch dieser vordere Abschnitt klein ausgebildet, so läßt er nur den N. IX hindurch, der X. und XI. Hirnnerv passieren dann gemeinsam mit der Kopfvene das Foramen jugulare in seinem hinteren Abschnitt. Innerhalb des Foramen bildet der Vagus das kleinere *Ganglion superius* oder Ganglion jugulare. Außerhalb des Schädels etwa 1 cm unterhalb des Foramen schwillt er zum länglichen größeren *Ganglion inferius* oder Ganglion nodosum an.

Der Vagusstamm legt sich nach dem Austritt aus dem Schädel zwischen die A. carotis interna und die V. jugularis interna und läuft im Spatium lateropharyngeum abwärts, um auf verschiedenen Wegen die meisten Eingeweideorgane bis zum Dickdarm zu erreichen (Abb. 14). Viele symptomatische Zusammenhänge sind aus diesem Verlauf abzuleiten. Entsprechend seinem weiten Versorgungsgebiet wird der Vagus in *Kopf-, Hals-, Brust-* und *Bauchteil* unterteilt (Tab. 4, Abb. 16).

## 3.10.1 Kopfteil

Dieser beschränkt sich auf 2 sensible Äste: *R. miningeus, R. auricularis* (Tab. 4).

a) **R. meningeus:** Er zweigt sich vom vorderen Umfang des Ganglion superius ab, zieht durch das Foramen jugulare wieder in den Schädel zurück und versorgt weite Teile der Dura der hinteren Schädelgrube. Es sind vor allem Schmerz- und Temperaturempfindungen, die er weiterleitet; eine lokalisierte Durareizung durch Erwärmung, starke Sonnenbestrahlung oder Entzündung, kann gelegentlich Brechreiz hervorrufen, weil der Vagus auch Verdauungsorgane innerviert.

b) **R. auricularis:** Er ist der einzige Hautast des Vagus und entspringt am unteren Umfang des Ganglion superius. Im Grunde der Fossa jugularis zieht der Nervenzweig durch eine kleine Rinne in den Canaliculus mastoideus, welcher den Inhalt entlang der Schädelbasis dorsolateral in Richtung Schläfenbein führt. In der Nähe des Foramen mastoideum tritt der Nerv aus diesem Kanälchen heraus und verläuft dann an der Vorderwand des Warzenfortsatzes durch die Fissura tympanomastoidea zur hinteren Seite der Ohrmuschel. Ein Teil der Fasern verläuft gemeinsam mit dem rückläufigen Ast des Facialis, N. auricularis posterior, zur Hinterfläche der Ohrmuschel und versorgt sensibel die angrenzende Hautregion. Ein anderer Teil durchsetzt den membranösen Teil der Ohrmuschel und versorgt sensibel ihr hinteres Hautareal sowie die dorsale und kaudale Wand des äußeren Gehörganges bis einschließlich der Außenfläche des Trommelfells.

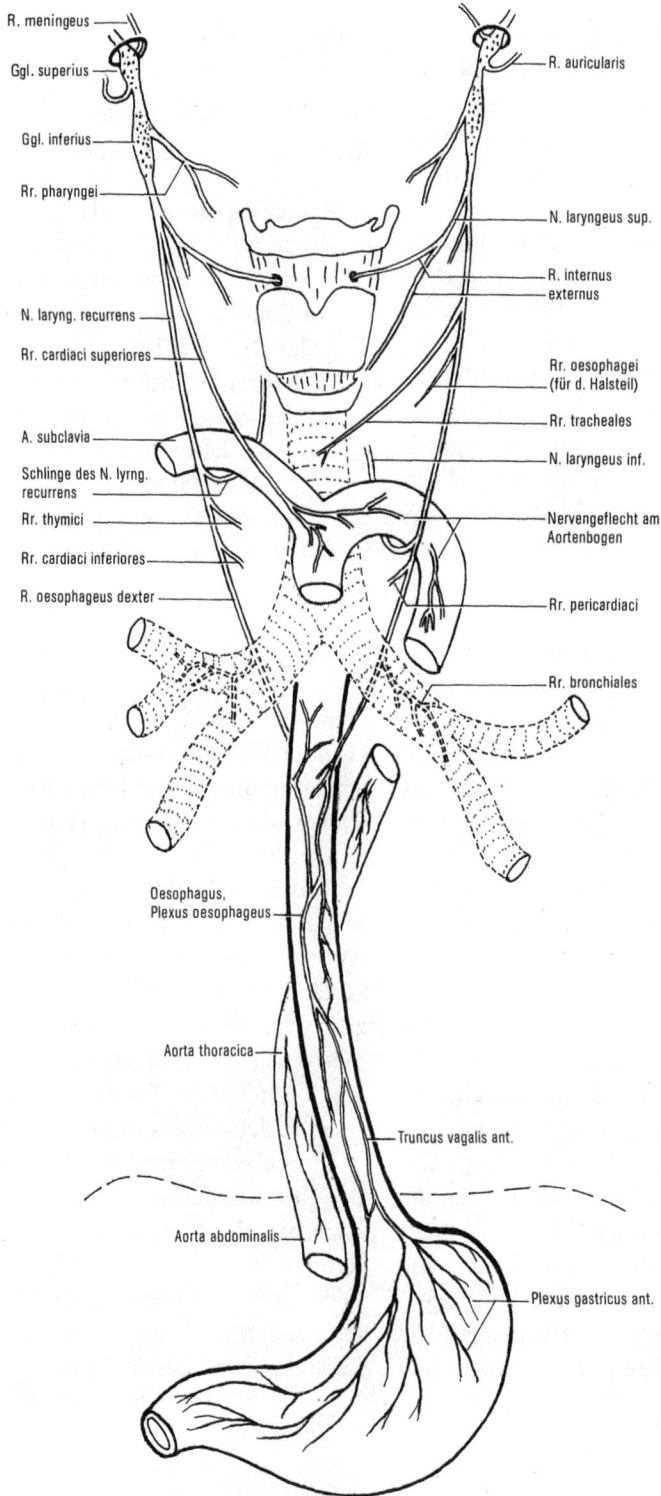

R. meningeus

Ggl. superius

Ggl. inferius

Rr. pharyngei

N. laryng. recurrens

Rr. cardiaci superiores

A. subclavia

Schlinge des N. lyrng. recurrens

Rr. thymici

Rr. cardiaci inferiores

R. oesophageus dexter

Oesophagus, Plexus oesophageus

Aorta thoracica

Aorta abdominalis

R. auricularis

N. laryngeus sup.

R. internus externus

Rr. oesophagei (für d. Halsteil)

Rr. tracheales

N. laryngeus inf.

Nervengeflecht am Aortenbogen

Rr. pericardiaci

Rr. bronchiales

Truncus vagalis ant.

Plexus gastricus ant.

Abb. 16   Verlauf des N. vagus bis zum Magen. Zum Teil sind die Äste nur einseitig dargestellt, ein Stück von der Aorta ist entfernt

Ein **plötzlicher Kältereiz**, der z. B. durch eindringendes Wasser beim Schwimmen oder die Spülung des äußeren Gehörganges mit kalter Flüssigkeit entsteht, kann bei manchen Menschen über die Magenäste des Vagus *Übelkeit* auslösen. In den äußeren Gehörgang eingeführte Gegenstände können einen *Hustenreiz* auslösen.

Möglicherweise führt dieser Vagusast auch vegetative Qualität aus dem Ganglion inferius für die Absonderung des Ohrenschmalzes.

## 3.10.2 Halsteil

Diese Vagusäste versorgen den Kehlkopf, den unteren Schlund, die Schilddrüse, den hinteren Teil der Zungenwurzel sowie einen Teil des weichen Gaumens. Gelegentlich sind sie an der Innervation von Karotissinus beteiligt: *Rr. pharyngei, N. laryngeus superior, N. laryngeus recurrens* und *Rr. cardiaci superiores* (Tab. 4).

a) **Rr. pharyngei:** Sie beinhalten *motorische, sensible* und *parasympathische* Fasern. Meist sind es 2 kräftige Äste, die sich in Höhe des Ganglion inferius abzweigen und zwischen A. carotis externa und interna schräg abwärts zum Meso- und Hypopharynx ziehen. Die hier abgehenden zahlreichen Endzweige verbinden sich mit den Rr. pharyngei des Glossopharyngeus und den Zweigen aus dem Halssympathikus zu einem nervösen Netzwerk, *Plexus pharyngeus*, an der Seitenwand des Pharynx. Vom Plexus aus ziehen motorische Fasern zur quergestreiften Pharynxmuskulatur, sensible zur Pharynxschleimhaut und sekretorische zu den Drüsen der Schleimhaut. Die Zweige aus dem Vagus versorgen vorzugsweise den Hypopharynx und den oberen Oesophagusabschnitt, der streckenweise noch quergestreifte Muskulatur enthält.

Zur autonom-viszeromotorischen Versorgung der Pharynxmuskeln siehe unter N. IX (S. 70).

In der Muskulatur und in der Submukosa der unteren Pharynxwand beginnen sich die ersten kleineren Gruppen von Ganglienzellen als *Plexus myentericus* und *submucosus* zu formieren. Es sind Umschaltstellen der parasympathischen Vagusanteile, die ab unterer Halsregion vorwiegend in der Organwand lokalisiert sind. Für die peristaltische Welle spielt der Plexus myentericus eine wesentliche Rolle.

Der Vagus beteiligt sich an der motorischen Innervation des M. uvulae und gibt nicht selten weitere Ausläufer zu den benachbarten Muskeln am weichen Gaumen ab.

Bei seiner **Lähmung** ist die Funktion des Gaumensegels beim Schluckakt etwas eingeschränkt, so daß gelegentlich flüssige Speisen durch die Choanen in die Nasenhöhle gelangen können. Das Gaumensegel hängt auf der erkrankten Seite herab und kann sich beim Phonieren von „A" nur mangelhaft heben. Es wird beim Schlucken zur gesunden Seite hin verzogen. Diese motorischen Zweige für den weichen Gaumen stammen vermutlich aus den Rr. pharyngei.

An der Innervation der 3 Muskelpaare des weichen Gaumens sind somit die Nn. V, VII, IX, X beteiligt. *Dieses kleine Feld am weichen Gaumen ist die einzige Stelle, wo sich motorische Fasern aller 4 Kiemenbogennerven treffen.*

Ob Vagusäste auch an der motorischen Innervation des vorderen und hinteren Gaumenbogens beteiligt sind, wie in jüngster Zeit vermutet wurde, ist fraglich.

Der **Gaumenreflex** wird durch Berühren des weichen Gaumens ausgelöst. Der Gaumen wird angehoben und das Gaumensegel gespannt. Dabei verläuft der afferente Schenkel über den N. V (N. palatinus minor), der efferente Schenkel über Motorik aller 4 Kiemenbogennerven, insbesondere die des N. IX. Der Würgereflex wird durch Berühren der Zungenwurzel, der Tonsillengegend oder der Rachenhinterwand ausgelöst. Dabei wird der Rachen verengt und die Zunge zurückgezogen. Der afferente Schenkel für diese Reflexbögen verläuft über den N. IX, der efferente Schenkel über den N. X und N. XII.

**b) N. laryngeus superior (N. laryngealis superior):** Als der *eigentliche Nerv des 4. Kiemenbogens* beinhaltet dieser starke Ast motorische, sensible, sensorische und sekretorische Elemente. Er spaltet sich vom unteren Pol des Ganglion inferius ab, bleibt aber eine Strecke lang durch eine gemeinsame, bindegewebige Hülle mit seinem Stamm verbunden. Oberhalb des Zungenbeins zieht er medial von der A. carotis externa, über welche er einige sympathische Fäden für die Drüsen und Gefäße der Schleimhaut erhält, zur Vorderseite der Membrana thyrohyoidea zwischen Zungenbein und Schildknorpel. Hier teilt er sich in einen *R. internus* und einen *R. externus.*

• Der **R. internus** führt außer *sensiblen* und *sekretorischen* auch die wenigen *sensorischen* Vagusfasern mit. Er durchbricht die Membrana thyrohyoidea und gelangt beidseits in Höhe des Kehlkopfeinganges unter die Schleimhaut einer buchtenartig

vertieften Rinne, Recessus piriformis, wo er sich in seine Endäste aufteilt und zum Larynx zieht. Im Recessus piriformis nimmt er häufig Verbindung mit dem N. laryngeus inferior auf (s. u.).

Ätzende und spitze Gegenstände, die im Recessus piriformis den N. laryngeus superior reizen, können heftigen **Würgreflex** auslösen, wohingegen der **Hustenreflex** durch aspirierte Nahrungspartikel in den Kehlkopfeingang bedingt ist.

Der afferente Schenkel für den Hustenreflex verläuft hauptsächlich über die sensiblen Fasern des N. laryngeus superior, welcher die Erregungen zunächst auf die Formatio reticularis des Hirnstammes und von dieser auf die motorischen Kerne der Atem- und Kehlkopfmuskulatur überträgt. Der efferente Schenkel für den Hustenreflex verläuft ebenfalls im N. vagus.

Die absteigenden Fasern des R. internus versorgen die Schleimhaut des Kehlkopfes vom Eingang bis etwa zur Stimmlippe. Aufgrund von Anastomosen zwischen oberem und unterem Kehlkopfnerv ist jedoch das Versorgungsgebiet des N. laryngeus superior kaudalwärts schwer abzugrenzen. Seine aufsteigenden Fasern versorgen die Schleimhaut der Epiglottis und der Valleculae und ziehen zum hinteren mittleren Feld der Zungenwurzel, wo sie die Oberfläche sensibel und sensorisch innervieren. Die sensorisch-gustatorischen Fasern ziehen zu den in diesem Gebiet nur noch vereinzelt vorkommenden, nicht an Papillen gebundenen, Geschmacksknospen. Die Geschmacksempfindungen werden auch beim Erwachsenen nicht nur in den makroskopisch sichtbaren Papillen der Zunge, sondern individuell unterschiedlich stark auch an den Gaumenbögen, am -segel, in den Valleculae, an der Innenseite des Kehldeckels und sogar im oberen Teil des Schlundkopfes aufgenommen. Der größte Teil dieser verstreut liegenden Geschmacksknospen wird durch den N. vagus versorgt.

- Der **R. externus** beinhaltet *motorische, sensible* und *sekretorische* Fasern. Er zieht meistens in der Kapsel der Schilddrüse zwischen Ästen der A. thyreoidea superior nach kaudal und ventral und kann so versehentlich bei der Ligatur am oberen Schilddrüsenpol erfaßt werden. Der Nerv bleibt zunächst auf der Außenfläche des Kehlkopfes und zieht erst am unteren Schildknorpelhorn in die Tiefe. Die motorischen Fasern enden im M. cricothyroideus, dem „Anticus", und versorgen häufig auch einen Teil der unteren Schlundschnürer. Von den sensiblen und sekretorischen Fasern durchsetzt ein Teil den Anticus und das Lig. cricothyroideum und verzweigt sich in der Schleimhaut der Stimmlippe und der nahen Umgebung. Ein feiner Ast kann in den oberen Abschnitt der Schilddrüse ziehen und sekretorisch die Drüse sowie sensibel ihre bindegewebige Kapsel und Septen mitversorgen.

## c) N. laryngeus recurrens (N. laryngealis recurrens):

Er ist mit dem Descenssus der großen Herzgefäße aus dem Halsteil in den Brustteil abgewandert, versorgt jedoch mit rückläufigen Fasern, woher er seinen Namen bezieht, weiterhin die Halseingeweide. Er schlingt sich links um den Aortenbogen, rechts um die A. subclavia, um hinter diesen Gefäßen wieder zum Hals aufzusteigen (Abb. 16).

Dieser eigentümliche Umweg des Recurrens ist entwicklungsgeschichtlich bedingt. Die beiden Gefäßbögen, um die sich der Recurrens schlingt, befanden sich ursprünglich am Hals, wandern jedoch im Laufe der Ontogenese nach unten in die Brusthöhle ab, während die vom N. laryngeus recurrens innervierten Gebiete im Hals verbleiben. Der Nerv wird bei dieser Wanderung mit herabgezogen und bis zur Brusthöhle verlängert.

Der N. laryngeus recurrens führt *motorische, sensible* und *sekretorische* Faserqualitäten für mehrere quergestreifte Muskeln, für Schleimhäute und für große Halsdrüsen mit. Er legt sich in die Rinne zwischen Luftröhre und Speiseröhre, gibt während seines Verlaufs eine Anzahl von Ästen an die Luftröhre und an die Speiseröhre als *Rr. tracheales* und *Rr. oesophagei* ab und steigt schließlich als *N. laryngeus inferior* zum Kehlkopf auf.

- Die **Rr. tracheales et oesophagei** ziehen zum Halsteil der Speiseröhre und der Luftröhre und versorgen dort mit *sensiblen* und *vegetativen* Fasern die glatte Muskulatur und die Schleimhaut. An der Wand der Luft- und Speiseröhre bilden die Vaguszweige mit denen des Sympathikus nervöse Geflechte, in die kleine Ganglien eingestreut sind. Es sind Umschaltstellen für parasympathische Vagusfasern, die etwa vom 1. Trachealring an keine Verbindung mehr zu den multipolaren Nervenzellen des Ganglion inferius haben und deswegen über diese organnahen peripheren Ganglien die unteren Halseingeweide autonom versorgen. Ihre Zahl und Größe nimmt nach unten zu, so daß sie ab unterer Halsregion in Form des Plexus myentericus und submucosus bis zu den Bauchorganen zu verfolgen sind. Die Peristaltik in der Speiseröhre wird durch den Vagus beschleunigt, durch den Sympathikus gehemmt.

Das Trachealrohr verfügt über besonders hohe Elastizität und kann daher ohne Schädigung und wegen den Knorpelringen auch ohne Lumenverengung um etwa $1/3$ seiner Länge gedehnt werden. Dabei erfolgt der Hauptzug der

Dehnung weniger thorakal- als vielmehr zervikalwärts, weshalb der Kehlkopf die Bewegungen folgen muß.

● Der **N. laryngeus inferior** steigt als Endast des N. recurrens zum Kehlkopf auf, durchbohrt in Höhe des unteren Schildknorpelhorns die Muskelschicht der unteren Larynxwand, gelangt von hinten lateral zwischen die Schild- und Ringknorpelplatte und tritt schließlich in das Innere des Kehlkopfes ein. Verbindungen mit dem N. laryngeus superior hat er im Recessus piriformis, in der Umgebung der Stimmlippe und an der Dorsalfläche des Kehlkopfes (Ansa Galeni).

**Motorisch** innerviert der Nerv alle Kehlkopfmuskeln mit Ausnahme des *Anticus*; dadurch wird er zum eigentlichen Stimmnerven. Er innerviert außer dem Stimmuskel auch den einzigen Erweiterer der Stimmritze, den „Posticus". Beidseitige **Lähmung** kann daher Erstickungsgefahr bedeuten. Bei einseitiger Posticuslähmung können dagegen Symptome relativ gering bleiben, weil das betroffene Stimmband in der Mittellinie unbeweglich stehen bleibt und die Funktion der gesunden Seite mit ihrem überwiegenden Tonus nicht beeinträchtigt.

Die motorischen Kehlkopfäste des Vagus haben ihr Kerngebiet im Nucleus ambiguus in Höhe der Olive im Hirnstamm. Der Nucleus ambiguus der einen Seite erhält Impulse aus beiden Großhirnhemisphären. Auf diese doppelseitige Innervation ist die weitgehende Symmetrie der Muskelarbeit und Stimmbandbewegung zurückzuführen. Verglichen mit anderen quergestreiften Muskeln des Körpers ist die Zahl der versorgenden Nervenfasern sehr groß. Hier werden also nur wenige

Muskelfasern von einem Neuriten innerviert. Vor allem beim M. vocalis kann die Stärke der motorischen Einheit mit der der Augenmuskeln verglichen werden (s. N. trochlearis S. 19).

Außer den aus der Präzentralregion stammenden Pyramidenbahnen für die willkürliche Betätigung des Stimmapparates ist für die feine Bewegungskoordination der an der Sprache beteiligten Muskeln auch die Wirkung der extrapyramidal motorischen Zentren im Vorder-, Zwischen-, Mittel- und Kleinhirn nötig. Für die Phonation ist jedoch nicht nur eine exakte Spannungsregulierung der Muskeln erforderlich, sondern ebenso die zeitliche Abstimmung zwischen der neuromuskulären Steuerung und dem exspiratorischen Luftdruck im subglottischen Raum. Ist diese Abstimmung organisch oder psychisch gestört, dann kann es zur Sprachverzögerung (**Stottern**) oder zur Schwierigkeit der Konsonantenbildung kommen. Außerdem wird die Sprachbildung durch die auditive Rückkopplung vom Gehörorgan kontrolliert, weshalb bei Gehörlosen die Sprachentwicklung ohne fremde Hilfe kaum möglich ist.

**Sensibel** und **vegetativ** versorgt der N. laryngeus inferior die Schleimhaut im unteren Larynxbereich bis hinauf zur Stimmlippe. Das Stimmband und die funktionell wichtige und viel beanspruchte Schleimhaut der Stimmlippe werden somit durch 3 Nervenzweige, N. laryngeus inferior, sowie R. internus und R. externus des N. laryngeus superior, innerviert.

Als aufsteigender Ast des Recurrens verläuft der N. laryngeus inferior hinter der Schilddrüse, an welche er Äste für ihre Versorgung abgibt. Zerrung und Druckbelastung ist der Nerv am ehesten im Bereich der Schilddrüse ausgesetzt, weil krankhafte Veränderungen des Organs den Spannungszustand des Nerven beeinflussen können. Ist der Nerv von dem vergrößerten hinteren Drüsenteil umwachsen, so ist er auch bei operativen Eingriffen der Schilddrüse gefährdet. *Heiserkeit* ist Zeichen dieser Schädigung.

**d) Rr. cardiaci superiores:** Es sind 3–4 Äste, die sich in verschiedener Höhe vom Vagus abzweigen und in die herznahen Gefäßwände und das Herz einstrahlen. Die Rr. cardiaci sind also sowohl für die großen Herzgefäße als auch für das Herz selbst zuständig. Infolge des Deszensus des Herzens und seiner Gefäßstämme versorgen diese Halsäste des Vagus nunmehr Gebiete im Brustraum. Aus didaktischen Gründen werden die Vagusäste für die Gefäßstämme hier im Halsteil, die Vagusäste für das Herz als Rr. cardiaci inferiores im Brustteil besprochen. Bei den Rr. cardiaci superiores handelt es sich gewöhnlich um 2 Äste, die zwischen N. laryngeus superior und inferior abgehen. Beide führen afferente sensible Fasern zum Rautenhirn und efferente parasympathische Fasern aus dem Rautenhirn. Diese Gefäßäste der Rr. cardiaci gelangen in Begleitung der A. carotis communis zum Aortenbogen und zum Truncus brachiocephalicus, wo sie mit den Fasern des Sympathikus ein ausgedehntes Geflecht, den **Plexus cardiacus** bilden. Einer ihrer Zweige kann sich mit dem Karotisast des Glossopharyngeus verbinden und den Sinus caroticus erreichen (s. S. 74).

Die Funktion dieser autonomen Fasern ähnelt der Funktion der Glossopharyngeusfasern für den Sinus caroticus und Glomus caroticum, weshalb sie bei Physiologen als *N. depressor* bezeichnet werden. Sie leiten die von den Schwankungen der Wandspannung dieser Gefäße ausgelösten Erregungen zur Medulla oblongata, und hier insbesondere zu den autonomen Regulationszentren der Formatio reticula-

ris. Diese Signale werden dem Gehirn durch afferente Fasern der Rr. cardiaci übermittelt. Bei Steigerung der Wandspannung kommt es reflektorisch durch Tätigkeit des efferenten Systems zu einer Herabsetzung des arteriellen Blutdrucks und der Herzfrequenz. Diese „neurovegetativen Rezeptoren" mit parasympathischer Beteiligung des Vagus und des Glossopharyngeus wurden bislang nur am Aortenbogen und am Karotissinus beobachtet (s. S. 73).

### 3.10.3 Brustteil

Dieser Teil des Vagus beginnt beiderseits dicht unterhalb des Abganges des N. laryngeus recurrens und endet am Hiatus oesophageus des Zwerchfells. Der Vagus verfügt in seinem Brust- und Bauchteil nur noch über *sensible* und *parasympathische* Faserqualitäten, während die sympathischen Elemente für die Brusteingeweide aus dem Grenzstrang stammen.

Nach ihrem Eintritt in die obere Thoraxapertur nähern sich der linke und der rechte Vagus in der Mitte der Brusthöhle einander, indem beide in das Mediastinum eintreten, und verbinden sich schließlich miteinander in einem an der Wand der Speiseröhre befindlichen Nervengeflecht. Auf der linken Seite überquert der Vagus den Aortenbogen und verläuft hinter dem linken Hauptbronchus zur Vorderfläche des Ösophagus. Auf der rechten Seite überquert der Vagus die A. subclavia dextra und verläuft hinter dem rechten Hauptbronchus zur Hinterfläche des Ösophagus. Um den Ösophagus herum lösen sich beide Nerven in Äste auf, die sich zum *Plexus oesophageus* verbinden. Der auf der Vorder- und Hinterfläche des

Ösophagus netzartig gestaltete Plexus formiert sich im unteren Brustbereich, also oberhalb des Zwerchfells, zu 2 länglich verlaufenden Stämmen, *Truncus vagalis anterior* und *posterior*. Die beiden Trunci vagales verlassen schließlich mit dem Ösophagus die Brusthöhle und treten in das Abdomen ein.

Der rechte und der linke Vagus benutzen also die Speiseröhre einerseits als Treffpunkt, um von hier aus mehrere Äste an die benachbarten Gebilde des Mediastinums abzugeben, andererseits als Leitrohr, um so in den Bauchraum zu gelangen. Die wichtigsten Vagusäste im Brustbereich sind: *Rr. thymici, Rr. bronchiales, Rr. oesophagei, Rr. cardiaci inferiores, Rr. cardiaci thoracici* und *Rr. pericardiaci* (Tab. 4, Abb. 16).

**a) Rr. thymici:** Sie gehen sowohl vom absteigenden Teil des Vagusstammes kurz vor dem Bronchus principalis ab, wie auch vom aufsteigenden Teil des N. laryngeus recurrens. Die in den Thymus eindringenden Nervenfasern aus dem Vagus und Sympathikus sind zum Teil *sensibel*, zum anderen Teil *vasomotorisch* für die Regulation der Gefäßlumina.

Es wird berichtet, daß die nervösen Strukturen im Thymus vermehrt im Mark sowie an der Grenze zwischen Rinde und Mark vorkommen und hier ein dichtes Flechtwerk bilden [19]. Insgesamt jedoch zeigt der Thymus im Verhältnis zu seiner Größe auffallend wenig nervöse Elemente [28]. Nach der Rückbildung und Umwandlung des Thymusgewebes zu Fettgewebe verschwinden die Nerven jedoch nicht, sie bestehen größtenteils weiter und versorgen nunmehr das Fettgewebe, das darin enthaltene Thymusrestgewebe und die Thymusgefäße. Von 1,5 Millionen Hassall-Körperchen im jugendlichen Thymus bleiben nur noch einige Hundert im Greisenalter erhalten. Neben diesem natürlichen Umwandlungsprozeß des Or-

gans können auch frühzeitige Rückbildungserscheinungen in Folge verschiedener anderer Faktoren wie Vergiftung, Unterernährung, auszehrende Krankheit, Schwangerschaft sowie Strahlenbelastung auftreten.

Im Kindesalter überragt das gut ausgebildete Organ den oberen Brustrand nach kranial und reicht bis in den Hals hinauf. Bei einer Röntgenbestrahlung der Zähne bei Kindern und Jugendlichen sollte daher auch der Hals gut abgeschirmt sein.

Auf Grund seiner lymphatischen und endokrinen Bestandteile werden dem Thymus im wesentlichen 2 Funktionen zugeschrieben:

● Als *lymphatisches Organ* steht er im Dienst der immunologischen Abwehr, indem die hier durchwanderten Lymphozyten erst ausgereift und dann den anderen lymphatischen Geweben des Körpers für ihre wirksame Abwehraufgaben zur Verfügung gestellt werden.

● Als *endokrine Hormondrüse* produziert er das Hormon *Thymosin*, um in Zusammenarbeit mit den Gonaden und der Hypophyse das Wachstum zu regulieren. Daher ist bei Entfernung oder Versagen des Thymus im Kindesalter die körperliche Entwicklung massiv gestört.

**b) Rr. bronchiales:** Es sind Vagusfasern für die Bronchialäste und die Lungen. Sie ziehen jeweils zur gleichseitigen Brusthöhle und bilden am Lungenhilus ein Nervengeflecht, *Plexus pulmonalis*. Diesem Geflecht mischen sich auch sympathische Fasern bei, welche aus dem unteren Hals- und oberen Brustganglion des Grenzstranges kommen. Vielleicht sind auch einige Fasern aus dem N. phrenicus beteiligt. Die Umschaltung der parasympathischen Vagusfasern auf das postganglionäre Neuron geschieht in der Bronchialwand. Es bilden sich netzartige Nervengeflechte mit Ganglienzellansammlungen, die dem Auerbach-Plexus der Darmwand ähnlich sind. Von diesen Geflechten ziehen schließlich postganglionäre Fasern zu den glatten Bronchialmuskeln, um deren Kontraktion anzuregen und dadurch die Bronchialwege zu verengen, wohingegen der Sympathikus den Tonus der glatten Muskeln der Bronchiolen herabsetzt und deren Lumina erweitert. Nach Durchtrennung des Vagus wird die Ruheatmung tiefer, die Atemfrequenz jedoch niedriger.

Die Afferenzen aus der Lunge, die durch Vagus und Sympathikus geleitet werden, verleihen *keine Schmerzempfindung*, sondern beinhalten andere sensible Qualitäten, die für die Regulierung der Atemvorgänge und die Steuerung der Atemreflexe wesentlich sind. So wird dem Atemzentrum in der Medulla oblongata der Spannungszustand der Lunge über afferente Vagusfasern vermittelt. Wenn auch die Lunge keine Schmerzafferenzen besitzt, kommen Schmerzrezeptoren doch um so reichlicher in der Pleura parietalis vor, so daß alle scheinbaren Lungenschmerzen in Wirklichkeit im Brustfell entstehen. Die Pleura parietalis aber wird nicht durch den Vagus, sondern durch den Phrenicus und die Interkostalnerven innerviert.

Die Lungen verfügen zusammen über 600 Millionen Alveolen, die eine respiratorische Fläche von etwa 120 m$^2$ ergeben. Die nervöse Steuerung durch Vagus und Sympathikus und deren Wechselwirkung sorgt dafür, daß die Arbeit der Alveolen aufeinander abgestimmt und den jeweiligen Bedürfnissen angepaßt wird. Beim Asthma bronchiale kommt es durch Übergewicht der Vaguskomponente zur Kontraktion der glatten Bronchialmuskeln und folglich zur Erhöhung des Strömungswiderstandes der Luft vor allem in der Ausatmungsphase.

c) **Rr. oesophagei:** Es sind Äste für den Brustteil der Speiseröhre, welche, wie oben erwähnt, nach der Vereinigung des rechten und linken Vagus den einheitlichen *Plexus oesophageus* bilden. Die Peristaltik wird durch den Vagus gefördert, durch den Sympathikus gehemmt. Im Gegensatz zum Schlund ist die Schleimhaut der Speiseröhre gegenüber Schmerz, Temperatur und Berührung wenig empfindlich. Diese sensiblen Qualitäten scheinen in der Adventitia und in der Muskelschicht stärker vertreten zu sein als an der Schleimhautoberfläche.

Der nur aus wenigen Zentimetern bestehende abdominale Teil der Speiseröhre zwischen dem Zwerchfell und dem Mageneingang ist in Ruhe dauertonisiert, um den erforderlichen Überdruck gegenüber dem Magen zu sichern. Beim Erreichen der peristaltischen Welle erschlafft dieser Teil, um den Nahrungsbrei in den Magen passieren zu lassen. Tritt diese Erschlaffung, z. B. infolge einer Impulsstörung des Nerven, nicht ein, dann staut sich die Nahrung an und verursacht eine starke Erweiterung des Ösophagus oberhalb des Zwerchfells. Aufstoßen, Völlegefühl, Würgereiz, Erbrechen bis hin zu Schmerzattacken im Mediastinalraum wären dann die Folgen.

d) **Rr. cardiaci inferiores:** entspringen vom Bogen des N. laryngeus recurrens.

e) **Rr. cardiaci thoracici:** entspringen weiter kaudal in Höhe der Herzbasis aus dem absteigenden Stamm des Vagus selbst. Beide Nervenzweige sind die Herzäste des Vagus. Sie beinhalten *afferente* Fasern, die über ihre extrazerebralen Ganglien zu den sensiblen Vaguskernen im Rautenhirn aufsteigen und efferente parasympathische Fasern, die als präganglionäre Fasern erst in den intramuralen Ganglien des Herzens umgeschaltet werden.
Die autonomen Vagusfasern des Herzens bilden mit den Ästen der Pars sympathica

zunächst am Stamm des Truncus pulmonalis und des Aortenbogens ein dichtes nervöses Geflecht. Dieses Geflecht begleitet die Kranzgefäße zur Herzwand und bildet im Epikard, im Myokard und im Endokard noch feinere Geflechte, in die parasympathische Ganglien eingestreut sind. All diese Geflechte in und um das Herz werden als *Plexus cardiacus* bezeichnet (s. Abb. 22). Der Plexus cardiacus ist also ein Netz von Nerven und Ganglien, das von den Herzästen des Vagus und des Truncus sympathicus beider Seiten gebildet wird. Am dichtesten sind diese Geflechte an der Herzbasis. Die in diesen Geflechten verstreuten intramuralen Ganglien, *Ganglia cardiaca*, sind parasympathisch. In ihnen befinden sich die Zellkörper der 2. Neurone.

Die Fasern des Sympathikus und des Vagus aus dem Plexus cardiacus gelangen ebenso in das **Glomus aorticum** am Aortenbogen. Dieses enthält ähnlich dem Glomus caroticum, Presso- und Chemorezeptoren, die auf $O_2$-Partialdruck reagieren und so den Blutdruck regulieren. Während jedoch Glomus caroticum (an der Teilungsstelle der A. carotis communis) vorwiegend den Blutdruck des Kopfes reguliert, sind die Aortenrezeptoren für den Blutdruck des ganzen Körpers verantwortlich. Indes sind Glomus caroticum et aorticum periphere Rezeptoren für die Blutdruckregulation, während sich die zentralen Regulatoren in der Medulla oblongata neben dem Atemzentrum befinden.

Die Innervation des Herzmuskels erfolgt nicht wie beim quergestreiften Skelettmuskel über motorische Endplatten, sondern wie bei allen autonom effektorisch versorgten Muskeln über ein nervöses Endnetz (Plexus terminalis). Im End-

netz sind sympathische und parasympathische Fasern miteinander verflochten.

Die sympathischen Herznerven stammen vorwiegend aus den unteren Zervikal- und den oberen Thorakalganglien des Truncus sympathicus. Sie führen nicht nur ihre eigenen efferenten, sondern ebenso afferente, für die Leitung der Schmerzreize zuständige Fasern [1]. Die sensiblen Vagusfasern sind im Epikard und Endokard zahlreich vertreten, besonders dicht liegen sie jedoch entlang des ganzen Erregungsleitungssystems. Von ihnen werden verschiedene Herzreflexe zum Gehirn geleitet. Die Schmerzempfindung des Herzens soll nur zu einem geringen Teil durch den Vagus geleitet werden [1]. Doch werden die meisten afferenten Fasern aus den Koronar- und Lungengefäßen durch den N. vagus geleitet. Diese Fasern spielen bei der Regulation verschiedener Reflexe am Gefäß- und Eingeweidesystem eine große Rolle. Die Perikarya dieser aufsteigenden Vagusfasern aus dem Brustbereich liegen im Ganglion inferius des Nerven. Im Brustbereich werden also die viszeroafferenten sensiblen Fasern etwa zur Hälfte durch den Vagus, zur anderen Hälfte durch die Bahn des Sympathikus geleitet, während im Bauch- und Beckenbereich die Afferenzen aus den Organen, wie z.B. der Eingeweideschmerz, zum größten Teil über sympathische Nervenstränge laufen (s. S. 116).

Die autonome Versorgung für die Kranzgefäße wird primär durch den Sympathikus dargestellt.

Ob auch Vagusäste als parasympathischer Gegenspieler an der Versorgung beteiligt sind, ist ungewiß. Jüngste Ergebnisse bestätigen, daß sich in der Muskularis der Koronararterien fast ausschließlich sympathische Fasern befinden [1].

Doch dürfte, wie oben erwähnt, die Schmerzleitung der Koronargefäße über den Vagus abgewickelt werden.

> Der Sympathikus, der sonst das Lumen der großen Gefäße verengt, *erweitert* die herzeigenen Gefäße.

Es scheint sich die These zu bestätigen, daß nicht nur die **Hautgefäße**, sondern möglicherweise auch die meisten Arteriolen im Körperinneren vegetativ nur durch den Sympathikus versorgt werden, der in *tätigen Organen als Vasodilatator*, in *ruhenden als Vasokonstriktor* fungieren kann. Dies trifft offenbar für die Kranzgefäße zu. Ob die Dilatation der Koronargefäße durch Aktivierung oder eher durch Ausschaltung des Sympathikus zustande kommt, ist noch nicht völlig geklärt.

Bei allen größeren Gefäßen, im Beckenbereich wahrscheinlich auch bei den kleinen Gefäßen, kann von einer sympathisch-parasympathischen Doppelinnervation ausgegangen werden.

Die vegetativen Vagusäste verlangsamen die Schlagfolge des Herzens und hemmen die Erregungsleitung, die sympathischen beschleunigen die Herztätigkeit. Vagus und Sympathikus wirken somit regulierend auf die Arbeit des Herzens, indem sie eine Anpassung der Schlagfolge an die Bedürfnisse des Organismus herbeiführen. Bei Druck auf den Vagus am Hals werden häufig die Rr. cardiaci gereizt und es kommt zur Verlangsamung des Pulses. Bei Lähmung der Rr. cardiaci entsteht dagegen eine Pulsbeschleunigung, weil dann der Sympathikus allein dominiert. Durchtrennt man beide Nerven, wird das Herz nicht gelähmt, es schlägt weiter, jedoch ohne Frequenzanpassung an die jeweilige Körpertätigkeit. Das vom Vagus freigesetzte Azetylcholin scheint besonders große Wirkung auf die Muskelzellen der

Vorhöfe auszuüben. So sollen die parasympathischen Fasern in den Sinusknoten und AV-Knoten reichlicher vorhanden sein als in den Arbeitsmuskeln der Kammern [18]. Mithin wird auch die Meinung vertreten, daß der Vagus nur im Bereich der Vorhofmuskulatur, nicht aber in den Kammern vorkommt [2, 12, 20, 36].

**f) Rr. pericardiaci:** Sie sind *sensible* Vagusäste für den Herzbeutel. An der Innervation des Perikards beteiligen sich nicht nur der Vagus und der Sympathikus, sondern ebenso Äste aus dem N. phrenicus. Sowohl an der serösen Innenschicht, als auch an der fibrösen Außenschicht des Herzbeutels befinden sich zahlreiche sensible Endapparate für verschiedene Empfindungen; in der Binnenschicht vorwiegend Druckrezeptoren, in der Außenschicht vorwiegend Schmerzrezeptoren.

Der besonders straff gebaute und zugfeste Herzbeutel bestimmt beim gesunden das Arbeitsfeld des Herzens und schützt es gegen den Nachbarorganen. Ergüsse oder Blutungen in das Perikard steigern jedoch den Innendruck derart, daß kein Blut mehr in die Vorhöfe angesaugt und folglich auch keines ausgeworfen werden kann. Es entsteht die gefürchtete „Herzbeuteltamponade", die bald den Kreislaufstillstand zur Folge hat. Denn das Herz arbeitet nur, wenn Blut in ihm ist, anderenfalls steht es still.

### 3.10.4 Bauchteil

Dieser Teil des Vagus beinhaltet wie im Brustteil sensible und parasympathische Fasern. Der vegetative Anteil des Vagus überwiegt, weil die meisten Sensibilitätsempfindungen aus den Bauchorganen über die sympathischen Stränge geleitet werden. Doch besitzt der Vagus auch in seinem abdominellen Teil Afferenzen, die sich aber weniger über Schmerz oder Temperatur, sondern vielmehr über den funktionellen Zustand der Bauchorgane informieren und diese Informationen zum ZNS weiterleiten. Die sympathischen Anteile für die Baucheingeweide kommen aus den prävertebralen Ganglien (s. S. 114).

Die beiden Trunci vagales des Ösophagus treten mit der Speiseröhre durch den Hiatus oesophageus des Zwerchfells in den Bauchraum (s. S. 84). Der vorwiegend aus dem rechten Vagus gebildete Truncus vagalis posterior entsendet die *Rr. gastrici posteriores* zur Hinterfläche des Magens und zu den oberen Gefäßabgängen der Aorta abdominalis (s. u.). Der vorwiegend aus dem linken Vagus gebildete Truncus vagalis anterior entsendet die *Rr. gastrici anteriores* zur Vorderfläche des Magens. Alle Rr. gastrici verästeln sich und bilden auf der Vorder- und Hinterfläche des Magens in der Nähe der kleinen Kurvatur jeweils ein Geflecht, *Plexus gastricus anterior* und *posterior*, von denen die gesamte Magenwand innerviert wird (Abb. 16, Tab. 4).

Diese spezielle Zuordnung der Magenwände zu den Vagusnerven ist **entwicklungsgeschichtlich** bedingt. Infolge der embryonalen Magendrehung, welche auch den unteren Ösophagusabschnitt umfaßt, gelangt der rechte Vagus auf die Hinterwand, der linke auf die Vorderwand des Magens. An der kleinen Magenkurvatur, wo sich Vagusfasern von beiden Seiten treffen, bleibt die ursprüngliche Versorgungsdichte erhalten, weil die kleine Kurvatur an dem anschließenden Dehnungsprozeß der Magenwand kaum beteiligt ist.

Ein erheblicher Teil der Vagusfasern aus dem Truncus vagalis posterior sowie ein geringer Teil der Fasern aus dem Truncus vagalis anterior ziehen nicht in den Magen, sondern wenden sich gleich unterhalb des Zwerchfells der Aorta abdominalis und ihren unpaaren Gefäßabgängen zu.

Die meisten dieser der Aorta angeschlossenen Vagusfasern bilden gemeinsam mit dem Sympathikus am Abgang des Truncus coeliacus das Sonnengeflecht, *Plexus solaris*. Ein kleiner Rest der Vagusfasern verläßt das Sonnengeflecht, zieht mit der Aorta weiter kaudalwärts und beteiligt sich am Geflecht der A. mesenterica superior, *Plexus mesentericus superior*. Die zahlreichen Ganglienzellen in diesen beiden Geflechten gehören als *prävertebrale Ganglien* dem Sympathikus an. Hier werden also lediglich die sympathischen Fasern für das Eingeweidesystem auf das postganglionäre Neuron umgeschaltet. Die darin enthaltenen Vagusfasern ziehen ohne Unterbrechung durch und werden erst in den Organen auf das 2. Neuron umgeschaltet.

Über diese beiden Geflechte ziehen die Vagusäste zum Truncus coeliacus und zur A. mesenterica superior, umgreifen diese Gefäßstämme netzartig und erreichen mit ihnen das Eingeweidesystem, wo sie bis zum Colon transversum vorstoßen (Abb. 17). Auf diese Weise erhält der Magen seine nervösen Elemente nicht nur auf dem direkten Wege über die Ösophagusstränge, sondern möglicherweise auch über die Magengefäße aus dem Truncus coeliacus. Mit den Blutgefäßen gehen die Vagusäste zur Leber, Bauchspeicheldrüse, zu Niere und Nebenniere, zum Dünndarm, zu Teilen des Dickdarms sowie wahrscheinlich auch zu den Gonaden. Der Einfluß des Vagus endet beim Erwachsenen am „*Cannon-Böhm-Punkt*" des Querkolons, etwa 10 cm vor der Flexura coli sinistra, dem Ort der primären Kolonflexur. Der Vagus beteiligt sich also nicht mehr am Geflecht der A. mesenterica inferior. Die im Versorgungsbereich dieser Arterie befindlichen Organe, d. h. der untere

Dickdarmabschnitt sowie die Beckeneingeweide, werden vom sakralen Parasympathicus innerviert.

Ob auch die **Milz** parasympathisch innerviert wird, ist nicht eindeutig geklärt. Denn bei einer parasympathischen Reizung wurde bislang an der Milz keine Reaktion beobachtet, wohingegen die sympathische Reizung eine Kapselspannung hervorrief. Dennoch ist anzunehmen, daß zumindest für die Milzgefäße, aber auch für die Organsensibilität Vagusfasern in Begleitung der A. lienalis das Organ erreichen und dieses parasympathisch und viszerosensibel mitversorgen.

Ganz anders verhält es sich mit der Innervation der **Gonaden**, da sie entwicklungsgeschichtlich aus dem Bauchraum herabgewandert sind. Dabei nehmen sie entsprechend der arteriellen Versorgung aus der Bauchaorta ihre ursprünglichen Nerven aus den sympathisch-parasympathischen Geflechten der Aorta und der angrenzenden Nierenarterie (Plexus aorticus abdominalis und Plexus renalis) mit. Die vegetativen Komponenten aus dem Vagus und Sympathikus mit afferenten und efferenten Fasern gelangen dann in Begleitung der A. testicularis bzw. A. ovarica zu den Gonaden (Hoden, Nebenhoden, Eierstock), wo sie deren vegetative und sensible Versorgung sichern. Daher ist es verständlich, daß ein heftiger Schlag auf Hoden gleiche Vagusreaktionen auslösen kann wie abdominelle Vagusreizung, nämlich Leibesschmerz, Erbrechen, Atemnot, Blutdruckabfall bis hin zur Ohnmacht. Hoden- und Eierstockkarzinome metastasieren häufig in Richtung Niere.

Gemeinsam mit sympathischen Fasern bildet der N. vagus in der Muskulatur des Magen-Darm-Kanals den *Plexus myentericus* (Auerbach); in der Submukosa den *Plexus submucosus* (Meissner); in beide sind Ganglienzellen eingelagert. Ein weiterer Plexus kann in der Subserosa der Darmwand vorkommen, in dessen Maschen eingestreut kleine Ganglien für die Umschaltung der Vagusfasern liegen. Aus allen diesen Geflechten gehen sehr feine Sekundär- und Tertiärgeflechte hervor, die jedoch frei von Ganglienzellen sind und die sich im weiteren Verlauf in noch feinere Maschen auflösen, um letztlich in ihren Endbäumchen aufzugehen [37].

Die Folgeerscheinungen nach Durchtrennung der Nervenabgänge lassen vermuten, daß vom Auerbach'schen Plexus überwiegend die motorische, vom Meissner'schen überwiegend die sekretorische Tätigkeit ausgeht. Für die Motilität im Dünn- und Dickdarm haben die nervösen Plexus der Schleimhaut und der Muskelschicht eine weitgehende Autonomie. Ein herausgeschnittenes Darmstück zeigt in geeigneter Lösung noch Peristaltik und regelmäßige Verkürzung. Ähnlich wie bei den Erregungsbildungszentren des Herzens, scheinen auch in den Darmplexus einfache Automatismen abzulaufen, die den Darm zu einer Art Selbststeuerung befähigen [25]. Vom autonomen Plexus myentericus und submucosus gehen, neben der üblichen Steuerung der peristaltischen Bewegungen, besondere lokale Impulse aus, die regionär die Verformung der Darmwand bewirken, um z. B. eine Verletzung der Darmwand durch spitze Gegenstände zu vermeiden. So wird die Darmschleimhaut über eine verschluckte Nadel länglich gefaltet, um diese in ihrer Längsrichtung an der Schleimhaut analwärts vorbeigleiten zu lassen. Die Tätigkeit des Verdauungstraktes wird durch den Vagus gefördert, durch den Sympathikus gehemmt.

Ob der Vagus, der ja erst in Begleitung der Gefäße die Bauchorgane erreicht,

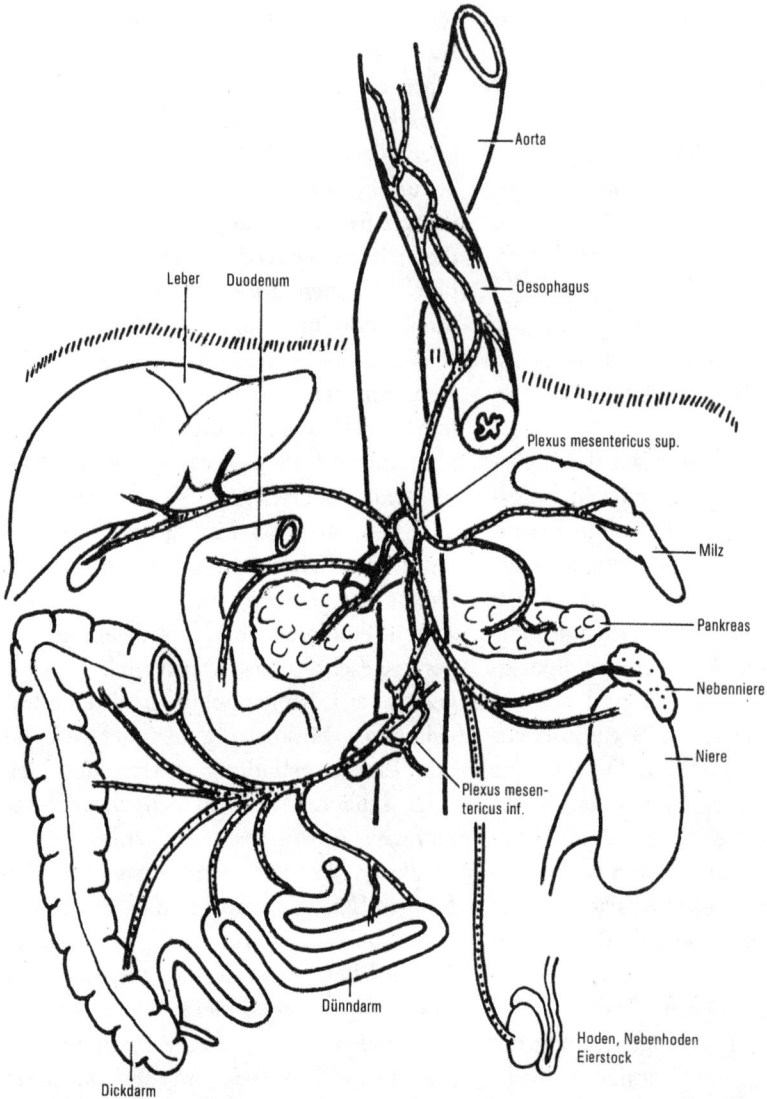

**Abb. 17**  Parasympathische Versorgung der Baucheingeweide. Der Magen und Teil des Dünndarms sind entfernt

außer den großen Gefäßen auch die Wände der Arteriolen autonom mitversorgt, ist noch nicht eindeutig geklärt. Als sicher kann jedoch gelten, daß verschiedene Afferenzen aus den Gefäßwänden des Abdomens über den Vagus verlaufen. In den Gefäßen der Baucheingeweide kommen sensible Endapparate in Form von Endplättchen, Lamellenkörperchen und Endknäueln vor [4]. Im Ausbreitungsgebiet des Vagus steht vermutlich ein erheblicher Teil dieser Rezeptoren mit dem Vagus in Verbindung.

Anders verhalten sich die Organaffe-renzen des Abdomens, sie gesellen sich meist der peripheren Sympathikusbahn zu.

röhre, die Lungen und das Herz, den gesamten Bereich des Mediastinums mit den herznahen Gefäßen, den Drüsen-, den überwiegenden Teil des Darm-bauchs und die Gonaden (Tab. 4, Abb. 17).

## 3.10.5 Übersicht

Als Kiemenbogennerv versorgt der N. vagus die Dura der hinteren Schädel-grube, Teile der Haut am äußeren Ge-hörgang und am hinteren Ohrmuschel-bereich, den gesamten Larynx und Teile des Pharynx, den Kehldeckel und den Zungengrund, die Schilddrüse und den Thymus, die Luftröhre und die Speise-

Tabelle 4    Vagusäste und ihre Hauptversorgungsgebiete

| | | | |
|---|---|---|---|
| X<br>N. vagus (Nerv des 4. und 5. Kiemenbo-gens) | Kopfteil | R. meningeus | harte Hirnhaut in der hinteren Schädel-grube |
| | | R. auricularis | Hinterfläche der Ohrmuschel, äußerer Gehörgang, Außenseite des Trommelfells |
| | Halsteil | Rr. pharyngei | Hypopharynx |
| | | N. laryngeus superior | M. cricothyroideus, Geschmacksknospen der oberen Rachengegend, Schleimhaut der hinteren Zungenwurzel, der Vallecu-lae, des Kehldeckels bis zur Stimmlippe |
| | | N. laryngeus recurrens | alle Kehlkopf- und Stimmuskeln (außer dem Anticus), Kehlkopfschleimhaut bis hinauf zur Stimmlippe, Luftröhre, Schilddrüse |
| | | Rr. cardiaci superiores | Aortenbogen, Truncus brachiocephalicus |
| | Brustteil | Rr. thymici | Thymus |
| | | Rr. bronchiales | Bronchialäste, Lunge |
| | | Rr. oesophagei | Speiseröhre |
| | | Rr. cardiaci inferiores und Rr. cardiaci thoracici | Herz |
| | | Rr. pericardiaci | Herzbeutel |
| | Bauchteil | Rr. gastrici | Magen |
| | | Rr. viscerales (über Plexus coeliacus et mesentericus superior) | Dünndarm, ⅔ des Dickdarms, Milz, Leber, Gallenblase, Bauchspeicheldrüse, Niere, Nebenniere, Gonaden |

## 3.11 N. accessorius, N. XI

Der *rein motorische* Nerv versorgt den Kopfwender am Hals und den Trapezmuskel am Nacken. Er ist kein typischer Hirnnerv, weil die meisten seiner Wurzelfasern im Halsmark entspringen. Er ist aber auch kein typischer Spinalnerv, weil sein Kerngebiet nicht im Vorderhorn des Rückenmarks liegt und weil er weder durch das Vorderhorn noch durch das Hinterhorn das Rückenmark verläßt. Entsprechend der langen Austrittslinie seiner Wurzelbündel, bilden die motorischen Wurzelzellen des Accessorius eine langgestreckte, ununterbrochene Zellsäule, die im kaudalen Teil des Nucleus ambiguus am unteren Drittel der Olive beginnt und sich weit in das Rückenmark bis zum 4. Halssegment erstreckt. Dabei schiebt sich diese Zellsäule, **Nucleus nervi accessorii**, zwischen das sensible Kerngebiet der Hintersäule und das motorische Kerngebiet der Vordersäule. Diesem Kerngebiet, das sich vom Gehirn bis zum Rückenmark ausdehnt, entsprechend, bildet der Nerv einen kranialen und einen spinalen Anteil.

Der kraniale Teil aus dem Nucleus ambiguus gehört funktionell dem Vagus an und bildet morphologisch vorübergehend den oberen Teil des Accessorius. Dieser Teil tritt seitlich von der Olive aus und schließt sich außerhalb des Schädels endgültig dem Vagus an. Dabei handelt es sich um einen Teil der motorischen Vagusfasern für die Kehlkopfmuskulatur, welcher zunächst in Begleitung des N. accessorius das Gehirn verläßt. Dadurch entsteht auch die morphologische Eigenart, daß der N. vagus innerhalb des Gehirnschädels dünner ist als außerhalb des Schädels.

Der spinale Teil besteht aus etwa 6 Wurzelbündeln, die aus dem spinalen Ursprungskern des Accessorius hervorgehen. Sie treten zwischen Vorder- und Hinterwurzeln seitlich aus dem Rückenmark aus, steigen im Wirbelkanal zwischen den beiden Wurzeln der Halsnerven aufwärts und verbinden sich, von unten nach oben anschwellend, zu einem gemeinsamen Stamm. Dieser tritt dann hinter der A. vertebralis durch das Foramen occipitale magnum in die Schädelhöhle ein, wo er sich während seines intrakranialen Verlaufs mit den oberen Wurzelfasern zum Stamm des N. accessorius vereinigt. Da er, vom Rückenmark her kommend, zu den anderen Hirnnerven hinzutritt, wird er als N. accessorius bezeichnet. Gemeinsam mit dem Vagus verläßt der Nerv dann durch das Foramen jugulare den Schädel wieder zur äußeren Schädelbasis (s. Abb. 14).

Nach seinem Austritt aus der Schädelhöhle teilt sich der N. accessorius sofort in seinen *R. medialis* und *R. lateralis*.

Der **R. medialis**, welcher einen Teil der Vagusfasern enthält, geht oberhalb des Ganglion inferius in die Bahn des Vagus über und verläuft mit ihm weiter peripherwärts. Der **R. lateralis**, der eigentliche Accessoriusanteil, wendet sich dorsal oder manchmal auch ventral der V. julugaris interna nach lateral und abwärts zur Innenfläche des M. sternocleidomastoideus, den er in seiner oberen Hälfte erreicht (Abb. 18). Nach Abgabe motorischer Äste an den Muskel zieht der Nerv auf der Innenseite des Muskels weiter, tritt am hinteren Rand des Muskels in das seitliche Halsdreieck, durchzieht dieses und erreicht den vorderen Rand des M. trapezius, wo er sich an seiner Innenseite weit verzweigt und allmählich erschöpft.

An der Innenfläche des Sternokleidomastoideus gesellen sich dem Accessorius Äste aus dem 2. Zervikalnerven zu, an der Innenfläche des Trapezius Äste aus dem 3. und 4. Zervikalnerven und bilden mit ihm ein feines Nervengeflecht (Plexus accessoriocervicalis).

Der M. trapezius gehört genetisch zu den Kopfmuskeln, funktionell zu den Schultergürtelmuskeln, der M. sternocleidomastoideus zu den Schultergürtelmuskeln, wirkt aber vorwiegend auf den Kopf. Beide Muskeln entstammen zum Teil dem Kiemenbogenmesenchym, zum anderen Teil entwickeln sie sich aus den somatischen Myotomen. Deswegen beteiligen sich an ihrer Versorgung auch Äste aus den Halsnerven.

Die sensiblen Anteile dieser Zervikalnerven versorgen die Rezeptoren in den Muskeln, daher bedarf der rein motorische Accessorius keiner anderen sensiblen Beigaben aus den benachbarten Hirnnerven.

Bei **Lähmung des Accessorius** kann die Sensibilität des betreffenden Muskels weitgehend erhalten bleiben. Motorisch sind die Zervikalnerven nicht in der Lage, einen Totalausfall des Accessorius voll zu ersetzen; der Kopf neigt sich zur gelähmten Seite, und das Heben des Armes über die Horizontale ist erschwert.

**Klinische Beobachtungen** haben gezeigt, daß die Bahn des N. accessorius zumindest bei den meisten Menschen ipsilateral verläuft. Denn bei zerebralen Insulten und Blutungen mit zerebraler Halbseitenlähmung wurde bei 70% der Patienten eine gleichseitige Parese des Kopfwenders festgestellt [3]. Beim angeborenen muskulären Schiefhals infolge einseitiger Verkürzung des Kopfwenders kann es durch Skelettveränderungen an Schädel und Halswir-

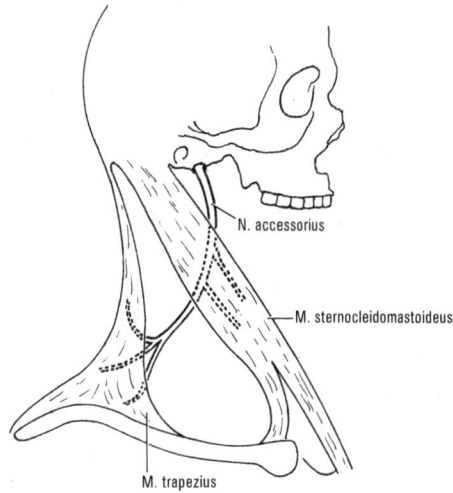

Abb. 18  Verlauf des rechten N. accessorius von der Schädelbasis bis zu den versorgenden Muskeln

belsäule der betroffenen Seite sowie durch Zwangshaltung des Unterkiefers zu einem asymmetrischen Gesicht kommen.

## 3.12 N. hypoglossus, N. XII

Der *rein somatomotorische* Nerv ist für die Innervation der Zungenmuskulatur zuständig und stellt somit von den 5 Zungennerven den einzigen motorischen dar. Seiner Entwicklung nach ist er ein Spinalnerv, der sich aus 3 Segmenten herausgebildet hat. Der Nerv und seine Wurzelzellen wurden während der Phylogenese in den Schädel aufgenommen und ist somit wie der N. accessorius zerebralisiert. Als Rückenmarksnerv bestand er aus ventralen und dorsalen Wurzeln mit motorischen und sensiblen Elementen. Seine dorsalen Wurzeln gehen jedoch zugrunde, und er wird zu einem rein motorischen Nerven, der sich ausschließlich in den Dienst der Zungenmotorik stellt. Sein langgestrecktes Kerngebiet im verlängerten Mark, der **Nucleus originis nervi hypoglossi**, ist die unmittelbare Fortsetzung der motorischen Ursprungskerne in der Vordersäule des Rückenmarks. Die von ihm versorgte, ursprünglich im Hals gelegene, segmentale Muskulatur wandert in das Kiemengebiet ein, in die Mundhöhle, weswegen der Nerv mit einem weiten Bogen im Hals in die neuplazierten Zungenmuskeln eintritt. Die Zungenmuskeln sind somit die einzigen im Kopf vorhandenen somatischen Muskeln aus der Leibeswand. Der ursprünglich spinale Charakter des Nerven wird an seiner regelmäßig ausgebildeten Verbindung mit den oberen Halsnerven, mit denen er eine plexusähnliche Schlinge bildet, deutlich (s. u.).

Der N. hypoglossus tritt mit 12–16 Wurzelfäden zu je 3–4 Fäserchen aus dem Sulcus ventrolateralis der Medulla oblongata zwischen Olive und Pyramide hervor. Die Wurzelfasern ziehen unter der Olive in leichtem Bogen lateralwärts und ordnen sich noch innerhalb der Schädelhöhle zu 2 Bündeln zusammen. Diese durchbrechen die Dura meistens durch 2 getrennte Öffnungen, treten dann in den Canalis n. hy-

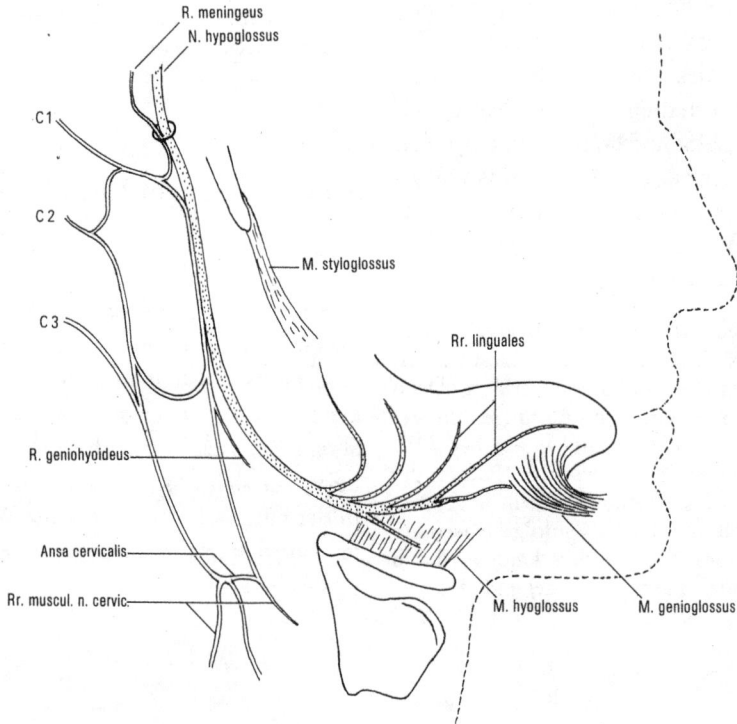

Abb. 19   N. hypoglossus und seine Beziehung zur Ansa cervicalis

poglossi und vereinigen sich innerhalb des Kanals zu einem einheitlichen Nervenstamm. Während seines Verlaufs durch den Hypoglossuskanal, der im übrigen mit einem Zwischenwirbelloch zu vergleichen ist, wird der Nerv von einem venösen Netz umgeben.

An der äußeren Schädelbasis liegt der Hypoglossus zunächst hinter dem N. vagus und der A. carotis interna, windet sich jedoch in leicht spiraligem Verlauf an ihre laterale Seite. Er kreuzt vorn in einem für ihn charakteristischen Bogen (Hypoglossusgirlande) die A. carotis externa und zieht über das Zungenbeinhorn in einen Spalt zwischen dem M. mylohyoideus und dem M. hyoglossus, wo er sich in seine Endverzweigungen für die Zungenmuskulatur auflöst. Während seines Verlaufs im Hals verbindet er sich mit Fasern aus den 2 oberen Zervikalnerven zu der schlingenförmigen **Ansa cervicalis**. Über diese Verbindung erhält der Hypoglossus *sensible Fasern*, die er selbst nicht mehr besitzt und die er für die sensible Versorgung der äußeren Zungenmuskulatur mitführt. Außerdem gelangen über diese Ansa cervicalis einige motorische Fasern zum Hypoglossus, welche ihn bis zum Mundboden begleiten, um dann als selbständiger **R. geniohyoideus** den gleichnamigen Muskel des Mundbodens zu innervieren. Die restlichen Fasern aus den 2 oder 3 oberen Spinalnerven verlassen den N. hypoglossus wieder und versorgen motorisch die infrahyale Muskeln im Hals (Abb. 19). Weitere sensible Elemente, vor allem für die Binnenmuskulatur der Zunge, bezieht der Hypoglossus erst im Erfolgsorgan aus dem 3. Trigeminusast.

Ebenso sollen sich ihm *sympathische Fasern* aus dem Ganglion cervicale superius anschließen, die ihn bis zur Peripherie begleiten und als

vasomotorische Fasern der Gefäße innerhalb der Zungenmuskulatur fungieren [9]. Die meisten sympathischen Fasern dürften jedoch über die Zungenarterie in das Organ gelangen.

Der Hypoglossus versorgt motorisch alle Binnenmuskeln der Zunge, Mm. longitudinales, verticalis und transversus. Von den Muskeln, die vom Skelett in die Zunge einstrahlen, innerviert er den Styloglossus, den Hyoglossus und den Genioglossus. Der Muskel des vorderen Gaumenbogens, M. palatoglossus, welcher die Zungenwurzel beim Schluckvorgang heben und den Eingang zum Rachen einengen kann, erhält auf Grund seiner Herkunft motorische Fasern aus dem N. glossopharyngeus; eine sinnvolle innervatorische Ergänzung zur Sicherung des lebenswichtigen Schluckaktes. Denn bei **Lähmung des Hypoglossus** bleibt die Schluckfunktion am Isthmus faucium teilweise erhalten.

Die Äste des N. hypoglossus gehen in der Zunge Verbindungen mit den Fasern des N. lingualis ein, in dessen Gebiet die Zungenmuskulatur eingewandert ist. Über diese Anastomosen erhält der N. hypoglossus *sensible* Fäden, welche die Erregungen aus den Muskelspindeln und aus den sensiblen Endorganen der Zungenmuskulatur über den 3. Trigeminusast zum Ganglion trigeminale und zum Gehirn weiterleiten. Für die sensible Innervation der Außenmuskeln der Zunge kommen auch propriozeptive Fasern der 2 oberen Spinalnerven über die Ansa cervicalis hinzu.

Die dreidimensionale Anordnung der 16 an der Zunge beteiligten Muskeln verleihen dem Organ eine außerordentliche Beweglichkeit für Kauen, Schlucken und Nahrungsaufnahme, sowie eine präzise Feinmotorik für das Sprechen. Es sind die einzigen quergestreiften Mus-

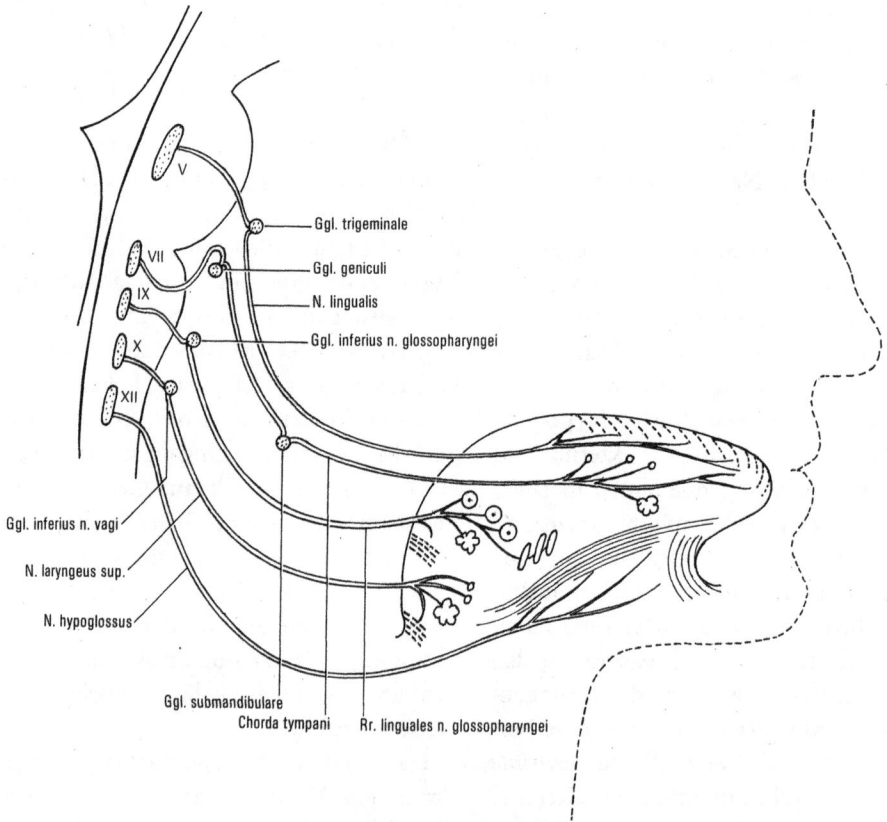

Abb. 20   Nervenversorgung der Zunge. Die Proportionen sind etwas verändert

keln, die sich aktiv verlängern und wellenförmige Bewegungen ausführen können. Ausgestattet mit hervorragender Sensibilität sowie der sensorischen Geschmackswahrnehmung kann die Zunge funktionell als eines der vielseitigsten Organe des Körpers betrachtet werden. Ihr Verlust ist daher als besonders schwerwiegend einzustufen.

Nicht hinreichend geklärt ist die Herkunft der sog. **Rr. meningei**, welche sich bereits im Hypoglossuskanal abspalten und offenbar zur Dura der hinteren Schädelgrube ziehen. Da der Hypoglossus selbst keine sensiblen Elemente besitzt, handelt es sich wahrscheinlich um jene sensiblen Fasern aus den oberen Zervikalnerven, die sich über die Ansa cervicalis mit dem Hypoglossus verbinden und rückläufig zum Canalis n. hypoglossi aufsteigen, um sich hier von ihrem Leitnerven wieder zu trennen. Ob

diese jedoch bei allen Menschen existieren, ist fraglich.

Die Zungenschleimhaut entwickelt sich aus den oberen 4 Kiemenbogen und wird deshalb von allen 4 Kiemenbogennerven innerviert, während die gesamte Motilität der Zunge allein durch den Hypoglossus beherrscht wird. Bei **einseitigem Ausfall** des Hypoglossus weicht die Zungenspitze beim Herausstrecken nach der gelähmten Seite ab, weil sich diese Seite nicht mehr aktiv verlängern kann. Bei länger bestehender Lähmung kann eine Muskelatrophie der erkrankten Seite auftreten. Die Folgen sind behinderte Kautätigkeit, Schluckbeschwerden und Sprachstörungen, die vor allem bei einer plötzlichen Hypoglossus-lähmung auftreten können; die Fähigkeit des Schmeckens bleibt aber erhalten.

## 3.12.1 Nervenversorgung der Zunge – Übersicht

Die Zunge ist sensibel, sensorisch, vegetativ und motorisch versorgt (Abb. 20):

• Die **Schleimhaut des Zungenkörpers** (einschließlich der Zungenunterfläche) wird **sensibel** durch den *N. lingualis* aus dem 3. Trigeminusast unter geringer Beteiligung der *Chorda tympani* aus dem N. facialis innerviert.

• Die **Schleimhaut der Zungenwurzel** wird **sensibel** durch den *N. glossopharyngeus*, im Bereich der Valleculae durch den *N. vagus* innerviert.

• Die **Geschmackszellen** werden *sensorisch* in den Papillae fungiformes durch die *Chorda tympani*, in den Papillae vallatae und foliatae durch den *N. glossopharyngeus*, in den verstreuten Geschmackszellen am Zungengrund durch den *N. vagus* innerviert.

• Die **Spüldrüsen** werden **parasympathisch** in den vorderen zwei Dritteln durch die *Chorda tympani*, im hinteren Drittel durch den *N. glossopharyngeus* innerviert. Die Drüsen im Bereich der Valleculae und der angrenzenden hintersten Zungenteile werden durch den *N. vagus* innerviert. Die *sympathischen Fasern* für die Zungendrüsen kommen über das Geflecht der A. carotis externa aus dem Ganglion cervicale superius.

• Die **Zungenmuskulatur** wird motorisch durch den *N. hypoglossus* innerviert (mit Ausnahme des M. palatoglossus, der durch N. IX innerviert wird), die propriozeptiven Fasern verlaufen im *N. lingualis*.

**Tabelle 5**    Ursprungs- und Endkerne der Hirnnerven

| Hirnnerv | Nervenqualität | Kernareal | Lage |
|---|---|---|---|
| I N. olfactorius | sensorisch | Kerne und Strukturen des Riechhirns im Schläfenlappen in enger Verbindung mit Rindengebieten des limbischen Systems | Endhirn |
| II N. opticus | sensorisch | Corpus geniculatum laterale (äußerer Kniehöcker) | Metathalamus des Zwischenhirns |
| III N. oculomotorius | motorisch | Nucleus nervi oculomotorii | Mittelhirn, in Höhe der oberen Hügel |
|  | parasympathisch | Edinger-Westphal-Kern | Mittelhirnhaube |
| IV N. trochlearis | motorisch | Nucleus nervi trochlearis | Mittelhirn, in Höhe der unteren Hügel |

| Hirnnerv | Nervenqualität | Kernareal | Lage |
|---|---|---|---|
| V<br>N. trigeminus | motorisch | Nucleus motorius nervie trigemini | Boden der Rauten-grube |
| | sensibel | Nucleus sensorius principalis nervi trigemini | Brücke |
| | | Nucleus spinalis nervi trigemini | Verlängertes Mark abwärts bis C$_2$ |
| | propriozeptiv-sensibel | Nucleus mesencephalicus nervi trigemini | Mittelhirn |
| VI<br>N. abducens | motorisch | Nucleus nervi abducentis | rostraler Teil der Rau-tengrube, medial vom Sulcus limitans |
| VII<br>N. facialis | motorisch | Nucleus nervi facialis | Tegmentum des Rauten-hirns |
| | sensibel | Nucleus terminalis nervi facialis und teil-weise auch Nucleus spinalis nervi trige-mini | Tegmentum des Rauten-hirns |
| | sensorisch | Nucleus solitarius | dorsaler Teil des Tegmentum |
| | parasympathisch | Nucleus salivatorius superior | Boden der Rautengrube bis zur Pons |
| VIII<br>N. vestibulo-cochlearis | | Nucleus vestibularis sup. (Bechterew)<br>Nucleus vestibularis med. (Schwalbe)<br>Nucleus vestibularis lat. (Deiters) | Boden der Rautengrube in Höhe der Striae medullares |
| vestibulärer Teil | sensorisch | Nucleus vestibularis inf. (Roller) | |
| cochleärer Teil | sensorisch | Nucleus cochlearis anterior u. Nucleus cochlearis posterior | Boden der Rautengrube im lateralen Bereich |
| IX<br>N. glossopha-ryngeus | motorisch | Nucleus ambiguus | Tegmentum der Medulla oblongata |
| | sensibel | Nucleus spinalis nervi trigmini | Medulla oblongata |
| | sensorisch | Nucleus solitarius | dorsaler Teil des Tegmentum |
| | parasympathisch | Nucleus salivatorius inferior | Boden der Rautengrube medial vom Sulcus limitans |
| X<br>N. vagus | motorisch | Nucleus ambiguus | Tegmentum der Medulla oblongata |
| | sensibel | Nucleus spinalis nervi trigemini | Medulla oblangata |
| | sensorisch | Nucleus solitarius | dorsaler Teil des Tegmentum |
| | parasympathisch | Nucleus dorsalis nervi vagi | unteres Ende des Bodens der Rautengrube |
| XI<br>N. accessorius | motorisch | Nucleus nervi accessorii (kranialer und spinaler Teil) | unterster Teil des Nucleus ambiguus bis zum C4 des Rückenmarks |
| XII<br>N. hypoglossus | motorisch | Nucleus nervi hypoglossi | hintere Anteile des Bodens der Rautengrube im verlän-gerten Mark |

# 4. Leitsymptome einseitiger Hirnnervenlähmungen

Periphere Lähmungen sind Erkrankungen der *Hirnnerven selbst*, zentrale Lähmungen erfassen Schädigungen der *Hirnnervenkerne* oder ihre *zentralen Verbindungen* (Tab. 5, 6).

- **I. N. olfactorius:** Periphere oder zentrale Ausfälle in der Riechleitung bewirken Störung des Riechvermögens, von der Minderung bis zur völligen Aufhebung.

- **II. N. opticus:** Ausfall des Nerven *vor* der Sehnervenkreuzung bedingt völlige Erblindung des einen Auges. Bei Schädigung eines *Tractus opticus* fallen die gleichseitigen Retinahälften beider Augen aus, d. h. auf beiden Augen die rechte oder die linke Hälfte betreffend. Bei Schädigung des *Chiasma opticum* in seinem hinteren Winkel (meist bedingt durch Hypophysentumoren) entsteht eine bitemporale Hemianopsie mit röhrenförmiger Gesichtsfeldeinengung.

- **III. N. oculomotorius:** Lähmung im *motorischen* Bereich bewirkt das Auswärtsschielen des Auges (Übergewicht des vm N. abducens innervierten M. rectus lat.) und das Herabhängen des Oberlids. Lähmung des *parasympathischen* Teils bewirkt weite Pupille und Aufhebung der Akkommodation.

- **IV. N. trochlearis:** Der Augapfel ist leicht nach *innen* und *oben* gerichtet mit häufigem *Doppelsehen*, weil die Gegenstände nicht mehr an korrespondierenden Stellen auf der Netzhaut abgebildet werden. Die *Bulbussenkung* ist eingeschränkt.

- **V. N. trigeminus:** Ausfall des **N. ophthalmicus** bewirkt leichte bis schwere Formen folgender Störungen: Fehlen des Lidreflexes, Sensibilitätsausfall des Auges und der Augenhöhle, Fehlen des Konjunktival- und Kornealreflexes (Tränenproduktion bleibt erhalten).

Ausfall des **N. maxillaris** bewirkt die Herabsetzung oder Aufhebung der Sensibilität der einen Gesichtshälfte vom Unterlid bis zur Oberlippe einschließlich des harten und des weichen Gaumens.

Ausfall des **N. mandibularis** bewirkt Sensibilitätsausfall am Unterkiefer, an der Unterlippe, an der Schläfenregion, sowie teilweise Gefühlslosigkeit an der Zunge und Mundschleimhaut. *Motorischer Ausfall* führt zur Lähmung der gleichseitigen Kaumuskeln. Dabei wird der Unterkiefer zur kranken Seite hin gezogen und die Zähne der gelähmten Seite werden zur stärkeren Okklusion gezwungen. Als Folge können Veränderungen am Kiefergelenk auftreten.

*Trigeminusneuralgien* sind besonders schmerzhaft, schwere Formen können ebenfalls Ausfallserscheinungen zur Folge haben. Über Trigeminusdruckpunkte sind mögliche Entzündungen einzelner Äste festzustellen. Entzündungen des 1. oder 2. Astes können zusätzlich zu den üblichen Schmerzen im Gesicht und Kopf auch Sinusitis hervorrufen.

- **VI. N. abducens:** Totalausfall bewirkt ein *Einwärtsschielen* des Auges, da nur noch die Wirkung der Nn. III und IV erhalten sind. *Blickwendung* des gelähmten

Auges nach außen ist eingeschränkt oder vollständig aufgehoben.

● **VII. N. facialis:** Ausfall *unterhalb des Foramen stylomastoideum* (periphere Lähmung) führt auf der gelähmten Seite zur Schlaffheit des Gesichts, zum Verstreichen der Gesichtsfalten, zum Herabhängen des Unterlids und des Mundwinkels. Der aktive Lidschluß ist erheblich eingeschränkt, Stirnrunzeln gänzlich aufgehoben. Es treten Störungen beim Kauen, Pfeifen, Blasen und Saugen auf. Bei länger anhaltender Lähmung kann sich die Nasenspitze zur gesunden Seite neigen. Da der Muskeltonus fehlt, kann der Mundwinkel im Schlaf nicht geschlossen werden, wobei Speichel ausfließt und die Wangenhaut reizt. Ausfall *im Felsenbein* (z.B. durch Schädelbasisfraktur) kann darüber hinaus, je nach Schädigungsstelle, zu einer Geschmacksstörung, zur Trockenheit im Mund, zur Schallüberempfindlichkeit und schließlich zur Aufhebung der Tränensekretion führen. Die Hautsensibilität des Gesichts bleibt erhalten.

Bei *zentraler Lähmung* treten alle Ausfallserscheinungen gleichzeitig auf mit der Ausnahme, daß die Fähigkeit zum Stirnrunzeln und zum Lidschluß erhalten bleiben, da in diesem Bereich Impulse aus beiden Hirnhemisphären eintreffen.

● **VIII. N. vestibulocochlearis:** Häufigste *periphere Ausfälle* betreffen den cochleären Teil des Nerven, seltener den vestibulären Teil. Deswegen können Taubheitssymptome häufiger beobachtet werden als Störungen im Gleichgewichtsapparat. Gelegentlich treten beide Erscheinungen gemeinsam auf. Bei Schädigungen des Cochlearisanteils treten Schwerhörigkeit oder sogar Taubheit auf der gleichen Seite auf. Bei *zentraler Schädigung* des Cochlearis im Schläfenlappen des Gehirns tritt Taub-

heit auf der einen und Schwerhörigkeit auf der anderen Seite auf.

● **IX. N. glossopharyngeus:** Je nach Schädigungsgrad verursacht der Ausfall des Nerven eine Verminderung der Speichelsekretion, eine erhebliche Minderung der Geschmacksfähigkeit, Schluckbeschwerden, Sensibilitätsausfall des Rachens bis zur völligen Aufhebung des Schluckreflexes.

● **X. N. vagus:** Wegen der langen Verlaufsstrecke des Nerven sind Ausfallerscheinungen häufig nur partiell und einseitig. Je nach Lokalisation der Schädigung treten auf: Störung im Hormonhaushalt, Magen- und Ösophaguskrisen, erhöhte Herz- und Atemtätigkeit in der Ruhe, Neigung zum Schwitzen, Sensibilitätsminderung im Kehlkopf- und Schlundbereich. Bei der Teillähmung des Kehldeckels und seiner mangelhaften Bewegungsmöglichkeit besteht die Gefahr des Verschluckens, weil der Kehlkopfeingang nicht vollständig und wegen der fehlenden Reflexe nicht schnell genug verschlossen werden kann. Gelegentlich kann auch die Funktion des Gaumensegels eingeschränkt sein, was zur Folge hat, daß die Choanen beim Schluckvorgang nicht vollständig geschlossen werden können. Das Schlucken selbst ist bei einer isolierten einseitigen Lähmung des Gaumensegels nicht sonderlich gestört, wohl aber die Phonation beim Gesang verschlechtert und die Neigung zum Schnarchen erhöht [34]. Vorübergehend ist auch eine Störung der Blutdruckregulation möglich. Bei *einseitiger Lähmung* sind gewöhnlich das Sprechen und die Stimmbildung weniger eingeschränkt, jedoch ist die Klangfarbe verändert. *Beidseitige komplette Vaguslähmung*, die auch peripher durch schwere Traumen oder

Neuritiden entstehen kann, hat den baldigen Tod zur Folge.

• **XI. N. accessorius:** Bei seiner *vollständigen Lähmung* fällt gewöhnlich der M. sternocleidomastoideus weitgehend, der M. trapezius dagegen nur teilweise aus, weil beide Muskeln auch von den zervikalen Nerven mitversorgt werden. Der Kopf ist zur gelähmten Seite hin geneigt und etwas angehoben. In schweren Fällen ist das Heben des Armes über die Horizontale erschwert, weil die oberen Anteile des Trapezius atrophieren können. Periphere Accessoriusausfälle können u. a. durch Schädelbasistrauma verursacht werden.

• **XII. N. hypoglossus:** Ausfall des Nerven verursacht eine Herabsetzung der Zungenmotilität. Beim Versuch, die Zunge aus dem Mund herauszustrecken, neigt sich die Zungenspitze zur gelähmten Seite hin. Die Sensibilität und die Geschmacksfähigkeit der Zunge bleiben erhalten. Anhaltende Erkrankung des Hypoglossuskerngebiet verursacht Zungenatrophie der gelähmten Seite. Die am Boden der Rautengrube gelegenen Hypoglossuskerne beider Seiten liegen jedoch so dicht nebeneinander, daß Krankheitsprozesse in diesem Bereich oft beide Kerne in Mitleidenschaft ziehen [36]. Erhebliche Kau- und Schluckbeschwerden treten nur bei beidseitiger Lähmung auf.

Gelegentlich besteht außerdem die Gefahr, daß die voll gelähmte Zunge während der Nacht unkontrolliert in den Racheneingang gerät und dort die Luftwege versperrt, weshalb sie unter Umständen auf dem Mundboden fixiert werden muß.

**Tabelle 6**  Übersicht der Hirnnervqualitäten und ihrer Hauptversorgungsgebiete

| | motorisch (·) | sensibel (··) | sensorisch (··) | parasympathisch (···) | Zugehörige periphere Ganglien | Ganglionqualität | Austritt aus dem Schädel | Hauptversorgungsgebiet |
|---|---|---|---|---|---|---|---|---|
| I Nn. olfactorii | | | + | | Riechzellen d. Nasenschleimhaut, Bulbus olfactorius | ·· ·· | Lamina cribrosa | Riechschleimhaut |
| II N. opticus | | | + | | 3 Neuronenketten der Netzhaut | ·· | Canalis opticus | Netzhaut des Auges |
| III N. oculomotorius | + | | | + | Ggl. ciliare | ··· | Fissura orbitalis sup. | Mm. levator palpebrae sup., rectus sup., rectus med., rectus inf., obliquus inf., M. ciliaris, M. sphincter pupillae |
| IV N. trochlearis | + | | | | | | Fissura orbitalis sup | M. obliquus sup. |
| V N. trigeminus | + | + | | | Ggl. trigeminale (Gasseri) | · | Fissura orbitalis sup., Foramen rotundum, Foramen ovale | Augapfel, Sinus paranasales, Nasen-, Mund- und vordere Zungenschleimhaut, Zähne, Zahnfleisch, Gesichtshaut, äußerer Gehörgang, Kiefergelenk, Kau- und Mundbodenmuskulatur, M. tensor tympani, M. tensor veli palatini, harte Hirnhaut |
| VI N. abducens | + | | | | | | Fissura orbitalis sup. | M. rectus lat. |
| VII N. facialis | + | + (gering) | + | + | Ggl. geniculi; Ggl. pterygopalatinum; Ggl. submandibulare | · ·· ··· ··· | Meatus acusticus int., Foramen stylomastoideum | Mimische Muskulatur, Platysma, M. stapedius, M. levator veli palatini, Gll. lacrimalis, nasales, palatinae, linguales anteriores, submandibularis, sublingualis, vordere Zungenschleimhaut, Papillae fungiformes, Teile der Ohrmuschel |
| VIII N. vestibulocochlearis | | | + | | Gg. vestibulare Gg. spirale cochleae | ·· ·· | Meatus acusticus int. | Cochlea, Bogengänge, Sacculus, Utriculus |
| IX N. glossopharyngeus | + | + | + | + | Ggl. sup.; Ggl. inf.; Ggl. oticum | · ·· · ·· ··· ··· | Foramen jugulare | Epi- und Mesopharynx, Schlundheber, M. palatoglossus, M. uvulae, Glandula parotidea, lymphatischer Rachenring, Paukenhöhle, Tuba auditiva, Papillae valatae et foliatae, Sinus caroticus, Glomus caroticum, weiche Hirnhaut |
| X N. vagus | + | + | + (gering) | + | Ggl. sup.; Ggl. inf.; Plexus myentericus; Plexus submucosus | · ·· ··· ··· ··· | Foramen jugulare | äußerer Gehörgang Larynx u. Hypopharynx, Geschmacksknospen d. hintersten Zungenteile, Schilddrüse, Thymus, Mediastinum, Herz, Lunge, Drüsenbauch, Darmbauch, Niere, Nebenniere, Gonaden |
| XI N. accessorius | + | | | | | | Foramen jugulare | M. sternocleidomastoideus M. trapezius |
| XII N. hypoglossus | + | | | | | | Canalis n. hypoglossi | Zungenmuskulatur |

# II. Vegetatives Nervensystem

# 1. Aufbau und Versorgungsprinzip des Vegetativums

Im **peripheren Nervensystem** stehen sich 2 Anteile gegenüber, die sich funktionell und morphologisch unterscheiden, das *animalische* und das *vegetative Nervensystem*.

• Das **animalische** oder **somatische** Nervensystem kann zum einen Eindrücke aus der Umwelt und Empfindungen aus dem Körperinneren bewußt wahrnehmen und zum anderen alle willkürlichen Funktionen des Körpers veranlassen. Entsprechend diesen Aufgaben besteht es aus afferenten und efferenten Fasern. Die afferenten sind sensibel oder sensorisch. Sie bestehen in der Regel aus 3 Neuronen, d. h. sie werden auf dem Weg von der Peripherie bis zur Hirnrinde zweimal umgeschaltet. Die Nervenzellen ihrer peripheren Neurone liegen außerhalb des Gehirns und Rückenmarks, bei den Spinalnerven in den Spinalganglien, bei den Hirnnerven in den sensiblen Kopfganglien. Die Perikarya ihrer zentralen und kortikalen Neurone liegen innerhalb der Zentralorgane. Die efferenten Fasern sind motorisch, sie bestehen in der Regel aus 2 Neuronen, d. h. sie werden von der Hirnrinde bis zu ihren zugehörigen Skelettmuskeln nur einmal umgeschaltet. Die Perikarya ihrer zentralen und peripheren Neurone liegen innerhalb des Gehirns und Rückenmarks.

• Das **vegetative Nervensystem** steuert lebenswichtige Funktionen: z. B. Atmung, Kreislauf, Stoffwechsel, Verdauung, Sekretion, Wasserhaushalt, Fortpflanzung, Wärme- und Blutdruckregulation. Diese Aufgaben werden von unwillkürlich tätigen Organen des Körpers wahrgenommen, deren Funktion und deren wechselnde Funktionsstärke wir nicht direkt beeinflussen können. An der *Körperoberfläche* sind dieses Schweiß-, Talgdrüsen und die glatten Haarmuskeln, Mm. arrectores pilorum. Im *Innern* sind es sämtliche Organe: die glatten Muskeln des Verdauungstraktes und der Gefäße, die exo- und endokrinen Drüsen, das Herz und die Lungen, sowie die Harn- und Geschlechtsorgane. Gerade weil diese Tätigkeiten unwillkürlich ablaufen, müssen 2 verschiedene Faserqualitäten eng zusammenarbeiten, um den wechselnden Ansprüchen des Körpers gerecht zu werden.

So wird das vegetative System in seine 2, meist antagonistisch wirkenden, Bestandteile unterteilt, den *Sympathikus* und den *Parasympathikus*. Während der eine fördernd auf die Tätigkeit eines Organs wirkt, kann der andere die Tätigkeit des gleichen Organs hemmen. Sympathikus und Parasympathikus sind in ihrer Wirkungsweise zwar unterschiedlich, sie behindern sich jedoch nicht gegenseitig, weil bei erhöhtem Bedarf eines der beiden Systeme in seiner Funktion dominiert. Dementsprechend treten sie bei verstärkter Tätigkeit meist nicht gleichzeitig, sondern nacheinander in Aktion, so daß sie sich sinnvoll ergänzen. Der Funktionsunterschied zwischen Sympathikus und Parasympathikus ist dadurch bedingt, daß von ihren Nervenendigungen im Erfolgsorgan verschiedene, jeweils spezifische chemische Überträgerstoffe, **Neurotrans-**

mitter, freigesetzt werden. Für den Sympathikus ist dies das *Noradrenalin* oder *Adrenalin*, für den Parasympathikus das *Azetylcholin*. Diese Wirkstoffe werden aber nicht, wie bei den endokrinen Drüsen, nur in die Blutbahn abgegeben, sondern überwiegend in der Nähe der Erfolgsorgane oder im Organ selbst in die interstitiellen Räume zwischen den Parenchymzellen freigesetzt. Hier werden diese Überträgerstoffe von Rezeptorzellen aufgenommen, die auf Grund ihrer unterschiedlichen Wirkstärke in verschiedene Typen aufgeteilt sind.

Obwohl beide Anteile des vegetativen Systems ihren Ursprung in Gehirn und Rückenmark haben, sind sie in ihrer Funktion relativ unabhängig von den Zentralorganen. Sie regulieren die Organfunktionen auch im Schlaf und in der Bewußtlosigkeit. Trennt man von einem Organ seine zuführenden Nerven ab, so setzt seine Tätigkeit, dank der noch vorhandenen vegetativen Elemente innerhalb des Organs, nicht ganz aus. Selbst wenn Organteile aus dem Körper herausgenommen werden, können sie noch eine Zeitlang tätig bleiben. Bei halbseitigen Lähmungserscheinungen des Körpers, die durch Ausfälle im Gehirn entstehen können, werden die Organe meist nicht mitgelähmt. Diese relative Selbständigkeit des vegetativen Systems ist der Grund, weshalb es auch als *autonomes Nervensystem* bezeichnet wird. Der häufig gebrauchte Begriff „*viszerales Nervensystem*" signalisiert lediglich die Versorgung der Viscera (Eingeweide) durch das vegetative System und deutet an, daß die Steuerung und Koordination der Organe im Vordergrund steht. Es besagt jedoch nicht, daß das System nur die Viscera versorgt, denn wie oben erwähnt, innerviert das vegetative

System ebenso die Körperoberfläche und dringt sogar in die Extremitäten ein.

Beim vegetativen System handelt es sich um nervöse Efferenzen, d.h. alle Fasern, ob sie dem Sympathikus oder dem Parasympathikus angehören, sind absteigende, zentrifugale Fasern, die von ihrem Ursprungsgebiet in Gehirn oder Rückenmark zur Peripherie ziehen. Im Schlaf genügen diese Efferenzen, um die Mindestfunktionen des Organismus aufrecht zu erhalten. In dieser Phase arbeitet das Vegetativum tatsächlich weitgehend autonom. Wird jedoch einem der vegetativen Teile Mehrarbeit abverlangt, so müssen afferente Signale vorausgehen, welche über zentrale Verbindungen an die vegetativen Kerne weitergegeben werden. Diese Afferenzen gehören, wie bereits erwähnt, dem animalischen System an und sind sensibel oder sensorisch. Die Impulse, die von ihnen übermittelt werden, können demnach sowohl von innen, wie auch von außen stammen. Die afferenten sensiblen Fasern aus den Eingeweideorganen verlaufen sogar innerhalb der vegetativen Stränge, um sich jedoch wieder von ihnen zu trennen und zu ihren eigenen sensiblen Ganglien zu ziehen. Diese sensiblen Fasern sind zwar keine Bestandteile des vegetativen Systems, weil aber im ZNS eine Verbindung zwischen ihren Kernen und den vegetativen Kernen besteht, bilden sie, ähnlich wie bei den motorischen Nerven, einen Leitungsbogen mit den vegetativen Fasern. Die verstärkte viszerale Tätigkeit ist somit, wie bei anderen Leitungsbögen, an einen afferenten und einen efferenten Schenkel gebunden. Lediglich bei endokrinen Drüsen können diese Signale auch ohne neuronale Vermittlung über den Blutweg ablaufen [14]. Zu viszeroafferenten Fasern siehe weiter S. 116.

Obwohl alle vegetativen Vorgänge unwillkürlich ablaufen, können sie durch die ausgelösten Spontanreaktionen voll ins Bewußtsein dringen. So sind Herzklopfen, Haarsträuben, Schweißausbruch, Appetitverlust, Tränenfluß, Erröten, Erblassen, erhöhte Speichelproduktion usw. Steigerungen der vegetativen Funktionen, die durch Afferenzen, d. h. durch das Gehörte, Gesehene, Gerochene, Getastete usw. ausgelöst werden. Steht dabei die Funktion des sympathischen Anteils im Vordergrund, hält gewöhnlich die Wirkung auf den Effektor länger an, als der Reiz auf den Rezeptor einwirkt, weil der Überträgerstoff der sympathischen Neurone viel langsamer abgebaut wird als der des Parasympathikus. Bei vielen Spontanreaktionen mit Beteiligung des Affektzentrums im limbischen System, wie z. B. im Zustand der Angst, Wut und Aggression, überwiegt bei den meisten Individuen die Wirkung des Sympathikus.

Beim **autogenen Training** wird geübt, die unwillkürliche Steuerung des Vegetativums in geringem Maße auch willentlich zu beeinflussen. So wird z. B. gelernt, Einfluß auf die Drüsenproduktion zu nehmen oder die Ruhefrequenz des Herzens herabzusetzen oder zu erhöhen. Die Methode beruht in Wirklichkeit auch hier auf Vermittlung afferenter Impulse, die scheinbar ohne besonderen Rezeptor zustande kommen können.

Die Relation der Funktionsstärke zwischen Sympathikus und Parasympathikus ist individuell sehr unterschiedlich. Außerdem kann sich diese Relation in verschiedenen Lebensaltern und -phasen beim selben Individuum zugunsten eines der beiden vegetativen Anteile verändern. Vorübergehende Fehlregulationen des vegetativen Systems können deswegen ganz unterschiedliche Funktionsstörungen hervorrufen (Schlaflosigkeit, Kopfschmerz, Müdigkeit, Leistungsschwäche usw.).

Wie die efferenten motorischen Bahnen, bestehen auch die vegetativen aus 2 Neuronen und werden bis zu ihrem Erfolgsorgan einmal umgeschaltet. Im Gegensatz zu den motorischen Fasern liegen aber die Umschaltstellen des vegetativen Systems außerhalb der Zentralorgane in den vegetativen Ganglien. Daher werden ihre beiden Neurone als *präganglionäres* und *postganglionäres* Neuron bezeichnet, weil das erstere vom Zentralorgan bis zum Ganglion, das letztere vom Ganglion aus in die Peripherie führt. An der vegetativen Versorgung der meisten Organe beteiligen sich sowohl der Sympathikus als auch der Parasympathikus. Doch werden manche Strukturen allein durch den Sympathikus innerviert. Dazu gehören die Talg- und die Schweißdrüsen, die glatten Haarmuskeln, die Hautgefäße, das Nebennierenmark und vermutlich alle Arteriolen und Venolen.

Einige der glatten Augenmuskeln werden ausschließlich durch den Sympathikus, andere allein durch den Parasympathikus innerviert.

Die vegetativen Fasern laufen selten allein. Sie gesellen sich entweder den peripheren Nerven aus dem animalischen System zu oder ziehen mit den Blutgefäßen zu ihren Versorgungsgebieten. Auf der anderen Seite suchen im Bauch- und Brustbereich die peripheren viszerosensiblen Fasern, welche die Organsensibilität leiten, die Bahn der vegetativen Fasern, vor allem aber die Bahn der sympathischen Stränge auf, um auf diesem Wege zu ihren peripheren Ganglienzellen zu gelangen.

# 2. Pars sympathica

## 2.1 Ursprung und Umschaltung

Die Ursprungskerne der sympathischen (gr. sympathein = mitempfinden) Nerven liegen im Seitenhorn des Rückenmarks, im Nucleus intermedio-lateralis zwischen den Segmenten $C_8$ und $L_2$. Diese viszero-efferenten Wurzelzellen erstrecken sich insgesamt über 15 Rückenmarkssegmente überwiegend im thorakalen und oberen lumbalen Bereich, weshalb der Sympathikus auch als *thorakolumbaler* Teil des Vegetativums bezeichnet wird. Es handelt sich um Perikarya der zentralen, also präganglionären Neurone, die wie alle efferenten Neurone multipolare Form besitzen. Deren Axone treten mit den Vorderwurzeln aus dem Rückenmark heraus, folgen zunächst ein kurzes Stück den Spinalnerven, um sich dann von diesen durch ihre *Rami communicantes* abzuspalten. Die Umschaltstellen für die postganglionären Neurone liegen außerhalb des Wirbelkanals zum Teil neben, zum Teil vor der Wirbelsäule, weswegen sie als *para*- und *prävertebrale* Ganglien benannt werden:

• Die **paravertebralen Ganglien** sind auf beiden Seiten der Wirbelsäule perlkettenartig angelegt. Es gibt 23 Ganglien auf jeder Seite, die wie eine Strickleiter untereinander durch Rr. interganglionares verbunden sind und in ihrer Gesamtheit als *Grenzstrang, Truncus sympathicus*, bezeichnet werden. Sie erstrecken sich vom oberen Hals- bis zum unteren Beckenbereich und sind damit auch in den Segmenten vorhanden, in denen entsprechende Ursprungskerne fehlen. Im Hals- und Brustbereich liegen diese Ganglien auf den Querfortsätzen der Wirbel- bzw. auf den Rippenköpfchen, im Bauch- und Beckenbereich liegen sie seitlich bzw. auf der Vorderfläche der Wirbelkörper. Im Gegensatz zu ihren Kernen im Rückenmark sind die Grenzstrangganglien topographisch mehr an den Austrittsstellen der Spinalnerven orientiert und werden beim Längenwachstum der Wirbelsäule auseinandergezogen, daher behalten sie auch im Erwachsenenalter ihre topographische Lage bei. Der *Halsteil* des Grenzstranges besteht jederseits aus 3, der *Brustteil* aus 12, der *Bauch*- und der *Beckenteil* jeweils aus 4 Ganglien. Vor dem Steißbein vereinigen sich die Grenzstränge beider Seiten zu einem unpaaren *Ganglion impar*.

• Die **prävertebralen Ganglien** befinden sich vor der Wirbelsäule. In dieser zweiten Gangliengruppe wird der restliche Teil der präganglionären sympathischen Fasern auf postganglionäre Neurone umgeschaltet, die vorher ohne Unterbrechung durch den Grenzstrang verlaufen sind. Die größten dieser prävertebralen Ganglien liegen an den Abgängen der 3 unpaaren Gefäßstämme der Aorta abdominalis, und heißen analog *Ganglion coeliacum, Ganglion mesentericum superius* und *Ganglion mesentericum inferius*. Vor allem die beiden oberen sind relativ stark ausgebildet, weil die Neurone aus der rechten und linken Seite hier zusammenstoßen. Darüber hinaus gehen diese prävertebralen sympathischen Ganglia netzartige Verbindungen mit den Vagusfasern ein, weshalb sie dann als *Plexus* definiert werden. So gibt es außer diesen Geflechten ein zusammenhängendes dichtes Geflecht an der Vorderseite der Bauchaorta, das sich vom Aortenschlitz des Zwerchfells bis zur Aortenteilung erstreckt und sympathische, parasympathische und sensible Anteile enthält. Dieses aus sekretorischen, viszeromotorischen und -sensiblen Fasern zusammengesetzte, überwiegend auf die Bauchorgane wirkende Geflecht wird unter dem Begriff *Plexus aorticus abdominalis* zusammengefaßt.

Alle präganglionären sympathischen Axone verlassen das Rückenmark über die vorderen Wurzeln und treten mit dem Spinalnerven aus dem Wirbelkanal aus. Sie spalten sich dann vom Spinalnerven ab und ziehen über den *R. communicans* zu dem Segment zugehörigen Ganglion des Grenzstranges. Hier wird nur ein Teil der eintreffenden Fasern auf das postganglionäre Neuron umgeschaltet, tritt dann aus dem Ganglion wieder aus und zieht über denselben Weg (den R. communicans) zurück zum Spinalnerven, den er als präganglionäre Faser verlassen hatte. Ein anderer Teil der Fasern tritt zwar in das zugehörige Grenzstrangganglion ein, wird aber dort nicht umgeschaltet, sondern zieht ununterbrochen durch und steigt über die *Rr. interganglionares* entweder hinauf oder hinunter zu den entfernter gelegenen Ganglia des Grenzstranges und wird erst dort auf das 2. Neuron umgeschaltet. Schließlich wird ein Rest der präganglionären Fasern in keinem der Grenzstrangganglien umgeschaltet. Diese Fasern laufen ohne Unterbrechung durch eines oder durch mehrere Ganglien hindurch, ziehen

dann als *Nn. splanchnici* beiderseits der Wirbelsäule schräg abwärts, bis sie eines der prävertebralen Ganglien erreicht haben. Erst hier stoßen diese präganglionären Axone auf die Zellkörper der 2. Neurone und werden umgeschaltet.

Die para- und prävertebralen Ganglien sind also Orte der synaptischen Verbindung zwischen prä- und postganglionären sympathischen Neuronen. Da mehr periphere Ganglien zur Verfügung stehen als sympathische Segmente im Rückenmark, ist es verständlich, daß nicht alle präganglionären Fasern eines Rückenmarksegmentes im dazugehörigen Ganglion, sondern in verschiedenen anderen Ganglien umgeschaltet werden. Entsprechend sind die präganglionären sympathischen Fasern unterschiedlich lang, weil ihre Umschaltstellen unterschiedlich weit von den sympathischen Wurzelzellen liegen (s. Abb. 25).

## 2.2 Faserverlauf

Diejenigen sympathischen Fasern, die in den **Grenzstrangganglien** umgeschaltet werden, versorgen den Kopf, den Hals, die Brusteingeweide, die Extremitäten, die Haut und die meisten Gefäße. Diese postganglionären Fasern verlaufen entweder in Begleitung der Spinalnerven zur Körperoberfläche oder in Begleitung der Blutgefäße zu den vegetativen Strukturen in Kopf, Hals und Brust.

Sympathische Fasern, die in den **prävertebralen Ganglien** umgeschaltet werden, versorgen die Bauch- und Beckeneingeweide. Ihre postganglionären Fasern verlaufen mit den Blutgefäßen zu den Organen.

## 2.2.1 Paravertebrale Ganglien, Grenzstrang

Der **Halsteil des Grenzstranges** besteht aus *3 Ganglien*, die sich durch Verschmelzung von ursprünglich 8 zervikalen Ganglien herausgebildet haben und daher erhebliche Größe erreichen können. Das obere Halsganglion, *Ganglion cervicale superius*, ist spindelförmig, es kann bis zu 4 cm lang sein und liegt vor den Querfortsätzen des 2. bis 4. Halswirbels. Das mittlere Halsganglion, *Ganglion cervicale medium*, ist etwa 1 cm groß und somit wesentlich kleiner als das obere, es liegt in Höhe des 6. Halswirbels. Das untere Halsganglion, *Ganglion cervicale inferius*, ist größer als das mittlere, es liegt in Höhe des 7. Halswirbels. Seine Nachbarschaft zum 1. Brustganglion kann häufig so eng sein, daß äußerlich gesehen beide zusammen ein einheitliches großes Ganglion bilden können, welches dann als *Ganglion stellatum* (Ganglion cervico-thoracicum) bezeichnet wird.

Der Kopf wird hauptsächlich durch das Ganglion cervicale superius, der Hals vorwiegend durch das Ganglion cervicale superius und medium, die Brusteingeweide überwiegend durch das Ganglion stellatum versorgt. Die sympathischen Wurzelzellen für das obere Halsganglion befinden sich in den Rückenmarkssegmenten $C_8$ bis $Th_2$. Die postganglionären Fasern aus dem Ganglion cervicale superius bilden um die großen Halsgefäße, vor allem aber um die A. carotis interna und externa feine sympathische Geflechte, **Plexus caroticus internus** und **Plexus caroticus externus**, und dringen in Begleitung dieser Arterienzweige in den Kopf ein (Abb. 21). Hier versorgen sie unter anderem die Tränen-, die Speichel-, die Schleim- und die Spüldrüsen, weiterhin die Gefäße, die Talg- und die Schweißdrüsen sowie 3 der glatten Muskeln in der Augenhöhle (Mm. tarsalis, orbitalis und dilatator pupillae). Mit den Hirngefäßen ziehen sympathische Fasern auch zur Epiphyse [17, 29]. Die sympathischen Fasern aus dem oberen Halsganglion erreichen zwar den Kopf in Begleitung der Gefäße, doch die Erfolgsorgane selbst nur zum Teil auf dem direkten Wege über das Gefäßsystem. Für die tiefer gelegenen Anteile, wie z. B. die glatten Augenmuskeln, die Tränen- und die Speicheldrüsen schließen sich die sympathischen Fasern meist erst einem der parasympathischen Kopfganglien an, um gemeinsam mit deren Fasern in die vegetativen Areale zu ziehen. Gerade weil sie sich an den parasympathischen Ganglien oder an den sensiblen Trigeminusästen orientieren, müssen sie häufig längere, zum Teil auch komplizierte Wege in Kauf nehmen, obwohl die gleichen Areale auf direkten Gefäßwegen zu erreichen wären.

So erreicht der Sympathikus über das Ganglion ciliare den M. tarsalis und den M. dilitator pupillae; über das Ganglion oticum die Ohrspeicheldrüse und die Wangendrüsen; über das Ganglion pterygopalatinum die Tränendrüse, die Nasen- und Gaumendrüsen, den M. orbitalis, die Schleimhaut der Keilbeinhöhle, der Siebbeinzellen und der Kieferhöhle; über das Ganglion submandibulare die Unterkiefer- und Unterzungendrüse, die Mundbodendrüsen und die Zungendrüsen. Natürlich werden diese postganglionären sympathischen Fasern, die ja bereits im oberen Zervikalganglion umgeschaltet wurden, in diesen parasympathischen Ganglien nicht noch einmal umgeschaltet, sondern ziehen ohne Unterbrechung hindurch, um gemeinsam mit anderen Faserqualitäten weiterzulaufen. Das Ganglion ciliare erreicht der Sympathikus über das Geflecht der A. carotis interna und der A. ophthalmica; das Ganglion oticum über das Geflecht der A. carotis externa, A. maxillaris und A. meningea media; das Ganglion pterygopalatinum über die A. carotis interna, N. petrosus profundus und N. canalis pterygoidei; das Ganglion submandibulare über die A. carotis externa und die A. facialis. Die sympathischen Fasern für die Zungenspüldrüsen können möglicherweise auf direktem Weg über die A. lingualis die Drüsen erreichen.

Für die vegetativen Anteile der Gesichtshaut, wie z.B. die Schweiß- und die Talgdrüsen, schließen sich Teile der sympathischen Fasern im Gehirnschädel dem Ganglion trigeminale an, um mit dessen sensiblen Hautästen die Oberfläche zu erreichen. Die in den Augenlidern gelegene Meibom-Drüsen sind, wie die Zeiss- und Moll-Drüsen, modifizierte Hautdrüsen und als solche werden sie vegetativ nur von den sympathischen Fasern innerviert, die mit den sensiblen Trigeminusästen in die Drüsen ziehen.

Die Gesichtshaut erreichen die sympathischen Fasern wahrscheinlich auch direkt über die Gefäße, so daß diese Hautregion vermutlich doppelte Sympathikusinnervation erhält. Auf psychische Erregung reagiert daher die Gesichtshaut am schnellsten (Erröten, Erblassen, Schweißausbruch usw.).

Die Halsäste aus dem Ganglion cervicale superius erhalten Zuflüsse aus dem mittleren und unteren Halsganglion und versorgen die Halseingeweide: den Schlund, den

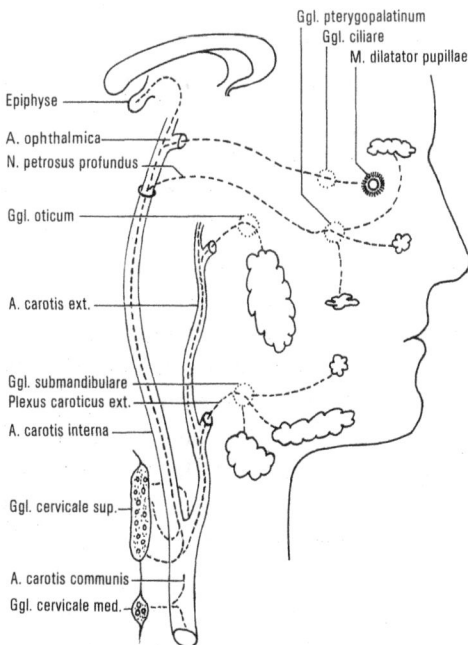

**Abb. 21** Sympathische Fasern für den Kopf und ihre Beziehung zu den parasympathischen Kopfganglien

Kehlkopf, die Schilddrüse, die Epithelkörperchen, den Sinus caroticus und das Glomus caroticum. Vom Ganglion cervicale superius und medium gehen außer viszeralen Ästen für die Halseingeweide auch kutane (parietale) Äste ab, die in Begleitung der Halsnerven zur Oberfläche ziehen und die Haut des Halses und des Nackens vegetativ versorgen. Außerdem entlassen beide Ganglia weitere Äste nach unten, die sich mit den Fasern aus dem Ganglion stellatum verbinden, um das Herz und seine großen Gefäßstämme mitzuversorgen.

Der Sympathikus hat auf die Kopfdrüsen in der Regel *hemmende*, auf die Schild- und Nebenschilddrüsen hingegen eher *fördernde* Wirkung.

Der **Brustteil des Grenzstranges** besteht jederseits aus *12 Ganglien*, die an der Seitenwand der Brustwirbel vor den Rippenköpfchen liegen. Die Bewegungen der Brusteingeweide stören die thorakalen Ganglien nicht, da diese vom tiefen Blatt des Brustfells, Pleura costalis, überzogen sind. Das oberste der Brustganglien ist das *Ganglion stellatum*. Es setzt sich, wie bereits erwähnt, aus dem unteren Hals- und oberen Brustganglion zusammen und kann daher sowohl dem Halsteil wie auch dem Brustteil des Sympathikus zugerechnet werden. Von ihm gehen sympathische Fasern ab, die einerseits in das Herz und den Lungenhilum ziehen, andererseits Äste zum Plexus brachialis und zur A. subclavia entsenden, mit denen sie dann die obere Extremität erreichen und dort die Gefäße, die Hautdrüsen und die Piloarrektoren versorgen. Die sympathischen Fasern für das Herz stammen überwiegend aus dem Ganglion stellatum, doch gesellen sich kaudalwärts ziehende Fasern

aus allen 3 Halsganglien und vielleicht auch aus den oberen Brustganglien hinzu, um als *Nn. cardiaci* den Aortenbogen und die Lungenschlagader zu erreichen. Hier bilden sie gemeinsam mit Fasern aus dem Parasympathikus den *Plexus cardiacus*, von wo aus sie mit den Kranzgefäßen die Herzwand bis zur Herzspitze erreichen (Abb. 22).

Da das Herz entwicklungsgeschichtlich aus der unteren Halsgegend herabgewandert ist, wird seine sympathische Versorgung überwiegend aus dem Halsgrenzstrang verständlich.

Der Sympathikus erhöht die Herzfrequenz und die Reizbarkeit, was z. B. bei körperlicher Aktivität oder geistiger Erregtheit zum Ausdruck kommt. Da die sympathischen Herzfasern beschleunigend auf die Herztätigkeit wirken, werden sie auch als **N. accelerans** bezeichnet. Die Wurzelzellen der sympathischen Herzfasern für den N. accelerans stammen aus $Th_2–Th_5$.

Mit der Erhöhung der Herzfrequenz ist eine sympathisch bedingte Lumenerweiterung der Koronargefäße verbunden, um den gesteigerten $O_2$-Bedarf des Organs zu decken. Ansonsten verengt der Sympathikus die Lumina der großen Gefäße und ist daher für Blutdruckerhöhung verantwortlich.

Die Eingeweideäste aus den Brustganglien beteiligen sich an der Innervation des Herzens und der Lungen, und sie versorgen die Organe des hinteren Mediastinums: Luftröhre, Speiseröhre und Gefäße. Die Hautäste aus den Brustganglien verlaufen jeweils mit den Interkostalnerven zur Körperwand, um die Drüsen und glatten Muskeln der Haut zu versorgen. Die meningealen Äste aus den Grenzstrangganglien schließen sich den sensiblen Rr. meningei der Spinalnerven an und ziehen zurück zum Wirbelkanal, wo sie als Vasomotoren die Gefäßwände sympathisch versorgen.

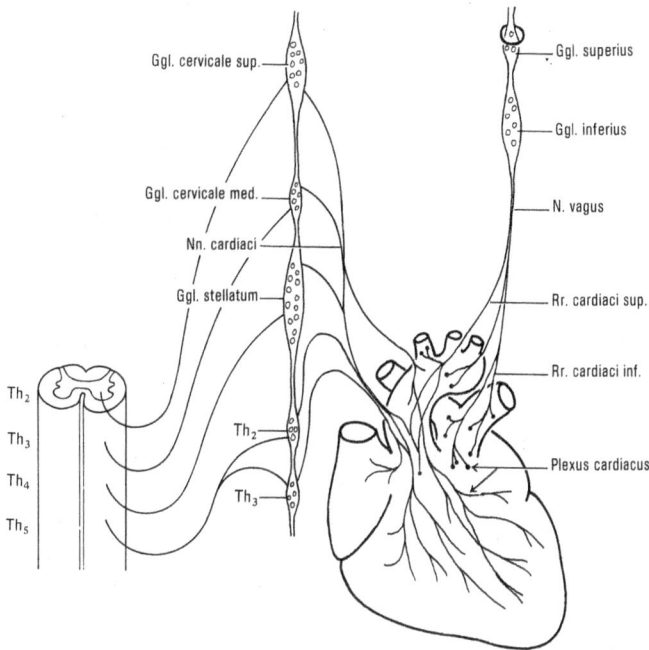

**Abb. 22**    Vegetative Versorgung des Herzens, links Sympathikus, rechts Parasympathikus

Aus den Brustganglien stammen auch die sympathischen Fasern für die weiblichen Brustdrüsen, die sie in Begleitung der Interkostalnerven sowie über perivaskulären Geflechten erreichen. Die Milchdrüsen entwickeln sich aus epithelialer Verdickung der Haut, von der dann verzweigte Epithelzapfen in die Subkutis hineinwachsen. Sie sind daher als modifizierte apokrine Hautdrüsen zu betrachten und als solche werden sie (wie alle übrigen Hautdrüsen) möglicherweise nur sympathisch versorgt. Zeit und Menge der Milchsekretion werden nicht nur durch nervalen Reflex, sondern ebenso durch neurohormonalen Steuerzentren reguliert. Nach dem Abstillen erfolgt ein Abbau der Drüsenendstücke, wobei dann die Milchproduktion erlischt. Häufig ist die Rückbildung jedoch unvollständig, so daß der Ausgangszustand vor der ersten Gravidität nicht immer erreicht wird [16].

Die postganglionären sympathischen Fasern für die Brusteingeweide und die Brustwand stammen somit aus den paravertebralen Ganglien, sie erreichen teils eigenständig, teils in Begleitung der Spinalnerven und der Gefäße ihr Versorgungsgebiet.

Alle Fasern der mittleren und unteren Brustganglien, die nicht in den Grenzstrangganglien umgeschaltet wurden, sammeln sich zu 2 kräftigen Einheiten, *N. splanchnicus major* und *minor*, um als präganglionäre Fasern schräg abwärts zu den prävertebralen Ganglien im Abdomen zu ziehen (s. u.).

Der **Bauchteil des Grenzstranges** besteht jederseits aus *4 Ganglien*, die sich denen der anderen Seite etwas nähern und deshalb kaudalwärts immer mehr auf der ventralen Fläche der Wirbelsäule zu liegen kommen. Die umgeschalteten postganglionären Fasern aus den Bauchganglien ziehen über die Rr. communicantes zu den Spinalnerven, mit denen sie die Bauch- und Rückenwand erreichen und die glatten Muskeln und Drüsen der Haut versorgen. Mit den unteren Ästen des Plexus lumbalis ziehen sie zum Oberschenkel und gelangen ebenfalls zur Haut. Ein Teil der austretenden Fasern des Bauchgrenzstranges ist nicht umgeschaltet und daher präganglionär. Diese Fasern verlassen die Bauchganglien als *Nn. splanchnici lumbales* zu den prävertebralen Ganglien und werden erst dort umgeschaltet.

Der **Beckenteil des Grenzstranges** besteht beiderseits aus *4 Ganglien*. Die Fasern aus dem untersten Ganglion vereinigen sich mit denen der anderen Seite vor dem Steißbein zu einem zusätzlichen, unpaaren *Ganglion impar*. Von diesem Beckenteil ziehen postganglionäre Fasern zu den Spinalnerven, die einerseits den Beckenboden und die äußere Genitalgegend versorgen, andererseits mit den Ästen des Plexus sacralis zur unteren Extremität ziehen und dort die Hautdrüsen erreichen. Ein Teil der Fasern wird in den Beckenganglien nicht umgeschaltet. Sie ziehen ohne Unterbrechung durch sie hindurch, um als Eingeweidenerven, *Nn. splanchnici sacrales*, in die prävertebralen Ganglien zu gelangen. Über das untere prävertebrale Ganglion ziehen sympathische Fasern mit der A. iliaca externa auch in das Bein, um die Vasomotorik der Beingefäße zu regulieren. So bekommt die untere Extremität ihre sympathische Versorgung zum Teil über paravertebrale Ganglien in Begleitung der Spinalnerven und zum anderen Teil über prävertebrale Ganglien in Begleitung der Blutgefäße.

## 2.2.2 Prävertebrale Ganglien

Die prävertebralen Ganglien befinden sich an den Abgängen der 3 unpaaren Gefäßstämme von der Aorta abdominalis: *Ganglion coeliacum* an der Wurzel des Truncus coeliacus, *Ganglion mesentericum superius* und *Ganglion mesentericum inferius*, beide an der Basis der gleichnamigen Arterienabgänge. In diesen prävertebralen Ganglien liegen die Perikarya der postganglionären sympathischen Neurone für Bauch- und Beckeneingeweide. Hier werden jene Fasern auf das 2. Neuron umgeschaltet, welche die Grenzstrangganglien ohne Unterbrechung durchlaufen und sie als Eingeweidenerven, Nn. splanchnici, wieder verlassen haben, um in eines der prävertebralen Ganglien zu gelangen. Aus diesen Ganglien treten Axone der 2. Neurone heraus, die gemeinsam mit den parasympathischen Vagusfasern an der Wand der Aorta abdominalis Nervengeflechte bilden. Das Geflecht des Truncus coeliacus ist gewöhnlich das mächtigste, es wird auch Sonnengeflecht, *Plexus solaris*, genannt.

Ein weiteres vor der Bauchaorta gelegenes und makroskopisch zusammenhängendes Geflecht, bestehend aus beiden Komponenten des Vegetativums, wird in der internationalen Nomenklatur als *Plexus aorticus abdominalis* bezeichnet (s. S. 121).

Mit den Verzweigungen der großen Eingeweidegefäße erreichen diese postganglionären sympathischen Fasern die Bauch- und Beckenorgane. In ihrem Verlauf bis zu den Erfolgsorganen kommen noch weitere kleinere Geflechte vor. Die wichtigsten dieser sekundären Geflechte befinden sich im Beckenbereich und werden als *Plexus hypogastrici* bezeichnet. Ihre Lage ist weniger an den Verlauf der Blutgefäße gebunden, so daß sympathische Axone aus diesen organnahen Geflechten auch direkt zu den Beckeneingeweiden ziehen können.

Abweichend von diesem Grundschema verhält sich die sympathische Versorgung des *Nebennierenmarkes* und in gewissem Sinne auch die der *Uteruswand* und des *Ovarium*.

In den Zellen des **Nebennierenmarkes** enden präganglionäre sympathische Fasern, die aus dem Rückenmark kommend, die zugehörigen para- und prävertebralen Ganglien ohne Umschaltung passieren. Diese Markzellen entsprechen zwar den sympathischen Ganglienzellen der 2. Neurone, senden aber ihrerseits keine Neuriten mehr aus, so daß postganglionäre Fasern fehlen und deswegen die Nervenzellen gleichzeitig die Drüsenzellen darstellen. Die Sonderstellung des Nebennierenmarkes erklärt sich mit seiner Entwicklung aus der Grenzstranganlage, wobei ein Teil der Zellen aus dem Grenzstrang seitwärts wandert und in die Anlage der Nebennierenrinde hineinwächst.

Beim **Uterus** und beim **Ovarium** sind die Versorgungsverhältnisse insofern andere, als lediglich ein Teil der sympathischen Umschaltung auf die Organwand verlagert ist (s. Abb. 24, 25). In beiden Organen kommen, ähnlich den intramuralen Ganglien des Parasympathikus, auch sympathische Ganglien vor, aus denen postganglionäre Fasern hervorgehen.

Die postganglionären sympathischen Fasern für die Baucheingeweide stammen somit aus den prävertebralen Ganglien, sie verlaufen mit den Gefäßen zu den Organen. Die sympathischen Fasern für die Bauchwand stammen aus den paravertebralen Ganglien, sie ziehen mit den Spinalnerven zur Körperoberfläche. Die postganglionären sympathischen Fasern für die Beckeneingeweide stammen aus den prävertebralen Ganglien, deren Axone als postganglionäre Fasern in das kleine Becken absteigen. Die sympathischen Fasern für Beckenboden und äußere Genitalgegend stammen aus den sakralen Grenzstrangganglien, deren postganglionäre Fasern in Begleitung der Spinalnerven die Versorgungsgebiete erreichen.

## 2.3 Funktion

Allgemein kann gesagt werden, daß der Sympathikus auf die meisten **Organe** im Bauch- und Beckenbereich einen hemmenden und entspannenden Einfluß ausübt. So wird durch ihn die Magen-Darm-Peristaltik verlangsamt. Die sympathischen Anteile für die Harnblase und den Mastdarm entstammen den Segmenten $Th_{12}$-$L_2$. Durch sie werden die Entleerungsmuskeln von Blase und Mastdarm gehemmt, weshalb der Sympathikus für die Füllung dieser Hohlorgane verantwortlich ist. In der Ruhephase werden die meisten Gefäße des Abdomens und des Beckens durch den Sympathikus verengt. Im Drüsenbereich verhält sich die Wirkung des Sympathikus nicht einheitlich. Während z. B. die Sekretproduktion der exokrinen Drüsen im allgemeinen gehemmt wird, können Hormonproduktionen des Endokriniums teilweise gefördert werden.

An der **Körperoberfläche** wirkt der Sympathikus fördernd auf die Tätigkeit der Schweiß-, Duft- und Talgdrüsen. So ist das Schwitzen auch ohne körperliche Anstrengung durch erhöhte Erregung des sympathischen Systems möglich, was sich z. B. an feuchten Händen, feuchter Stirn oder Angstschweiß bemerkbar machen kann. Bei manchen Menschen kann eine

Sympathikusreizung zu einer starken Talgdrüsenproduktion, vor allem in der Gesichtshaut, führen. Der Sympathikus kontrahiert die glatten Haarmuskeln, wodurch das Bild der *Gänsehaut* entsteht (Musculi arrectores pilorum fehlen in den Wimpern, in den Augenbrauenhaaren und Vibrissae des Vestibulum nasi). Ferner reguliert er die Lumenweite der Hautgefäße, was durch Erhitzung, Abkühlung und Reibung der Haut oder durch sensorische Afferenzen ausgelöst werden kann. So ist auch das Erröten und Erblassen vorwiegend durch den Sympathikus bedingt. Im allgemeinen werden durch Sympathikusreize die Lumina der Hautgefäße erweitert, durch Nachlassen der Impulse verengt.

Die Tatsache, daß die vegetative Versorgung der Hautgefäße allein durch den Sympathikus übernommen wird, läßt die Schlußfolgerung zu, daß nicht nur die Kontraktion, sondern ebenso die Entspannung der Muskulatur der Hautgefäße aktiv bewirkt werden kann.

Die Reaktion der tiefer gelegenen Gefäße ist in verschiedenen Bereichen recht unterschiedlich. So werden die Eigengefäße von Herz und Lungen durch Sympathikusreizung erweitert, die des Bauches und des Beckens dagegen verengt. Bei mäßiger Reizung des Sympathikus sind auch die tiefen Kopfgefäße verengt. Somit ist innerhalb des Systems eine gewisse Autonomie der einzelnen sympathischen Abschnitte vorhanden, welche die nötige Blutzufuhr zu den einzelnen Organen regelt und jeweils mit dem parasympathischen Gegenspieler eine funktionelle Einheit bildet.

Da sich die Blutmenge des geschlossenen Kreislaufes bei vasomotorischer Tätigkeit nicht verändert, muß die Verengung der inneren Gefäße und demzufolge die Erhöhung des Blutdruckes zwangsläufig mit Erweiterung peripherer Hautgefäße einhergehen, um Schädigungen der Gefäßwände zu vermeiden. Dabei verfügen die etwa 50 Kapillaren pro mm$^2$ in der Haut über erhebliche Reservekapazität und wirken als Druckausgleichsräume, von denen aus das Blut rasch wieder in das innere Gefäßsystem zurückfließen kann.

## 2.3.1 Afferent sympathische Fasern

Viele viszerosensiblen Fasern, welche die Empfindungen aus den Eingeweiden leiten, benutzen die periphere Bahn der sympathischen Stränge als Leitnerven, um in die Spinalganglien zu gelangen. In neuerer Zeit wird häufig von „afferenten sympathischen Fasern" gesprochen. Diese Begriffsbezeichnung kann jedoch zu falschen Schlußfolgerungen über die wahre Natur des Sympathikus führen. Es handelt sich hierbei um afferente viszerosensible Fasern, die aus den Organen kommend, sich den sympathischen Nerven anschließen, die zugehörigen prä- und paravertebralen Ganglien ohne Unterbrechung passieren, über den rücklaufenden R. communicans in den Spinalnerv und über die Hinterwurzel in das Spinalganglion gelangen. Die Perikarya dieser afferenten viszerosensiblen Neurone befinden sich, wie bei den somatosensiblen Fasern, im Spinalganglion. Im Rückenmark werden diese sensiblen Fasern entweder auf weitere aufsteigende Neurone, oder aber für die Herstellung eines Leitungsbogens im gleichen Segment auf absteigende vegetative Neurone umgeschaltet. Diese sensiblen Fasern für Schmerz, Druck und Temperatur verlaufen im Brustbereich sowohl über sympathische, wie auch über parasympathische Nerven, im Bauchbereich vorwiegend über sympathische Nerven, im Beckenbereich vorwiegend auf dem direkten Weg über die sakralen Spinalnerven aber auch über die vegetativen Stränge. Das umgekehrte Verhältnis haben wir bei den Kopfnerven kennengelernt, wo efferente vegetative Fasern die Bahn der afferenten Trigeminusäste benutzt haben, obwohl der Trigeminus selbst keinen vegetativen Anteil besitzt.

Dennoch dürften die sensiblen Vagusanteile vorwiegend über den Vagus selbst verlaufen.

## 2.4 Lähmung

Der Ausfall des Sympathikus kann je nach Lokalisation unterschiedliche Symptome hervorrufen:

Im **Halsbereich** ist der Grenzstrang wegen der fehlenden Rippen und wegen seiner engen Nachbarschaft zu den beweglichen Halseingeweiden am häufigsten gefährdet.

Eine Unterbrechung des Halssympathikus verursacht den sog. **Horner-Symptomenkomplex**. Dieser zeigt sich auf der gelähmten Seite durch eine Verengung der Pupille und der Lidspalte (Ausfall des M. dilatator pupillae und M. tarsalis), sowie Zurücksinken des Augapfels (Ausfall des M. orbitalis), einseitige Erweiterung der Blutgefäße mit Rötung der Gesichtshaut und Hitzegefühl, sowie schließlich Ausbleiben der Schweiß- und Talgsekretion mit einem Gefühl der Trockenheit auf der einen Gesichtshälfte.

Im **thorakalen Bereich** können Sympathikuslähmungen häufig durch Erkrankungen der Wirbelsäule und der Brusteingeweide, oder aber durch Affektionen der Lungenspitze in der Pleurakuppel entstehen, weil Ggl. stellatum hier platziert ist. Der Ausfall des Ganglion stellatum führt meist zu einer Verlangsamung der Herzfrequenz und zur vasomotorischen Störung der oberen Extremität. Die Unterbrechung der sympathischen Nerven für die Baucheingeweide führt zu einer starken Erweiterung der Gefäße im Verdauungstrakt.

Die Tatsache, daß Sympathikusfasern in Begleitung sensibler Endigungen die gleichen Hautareale erreichen und diese dann gemeinsam innervieren, macht es wahrscheinlich, daß sympathische Fasern bei Läsionen der peripheren Nerven ebenfalls gestört sind. Erlöschen der Piloarrektion und Hautdrüsensekretion sowie Störung der Vasomotorik sind dann die Folgen. Die Haut ist dort anfänglich gerötet und warm, später eher kühl und blaß und wegen fehlender Talg- und Schweißsekretion trocken. Schließlich ist wegen kompensatorischer Schweißabsonderung in anderen Hautbezirken die Anpassung der Vasomotorik an Temperaturschwankungen insgesamt vermindert.

# 3. Pars parasympathica

## 3.1 Ursprung und Verlauf

Das Wort **Parasympathikus** ist weder topographisch noch funktionell glücklich gewählt und darf nicht zu der Annahme verleiten, daß dieser als Anhängsel des Sympathikus sozusagen Nebenaufgaben erledigt. Insgesamt betrachtet sind beide Systeme in ihrer funktionellen Bedeutung annähernd gleichwertig.

Die Ursprungszellen des Parasympathikus liegen im Gehirn und im Sakralmark, also oberhalb und unterhalb denen des Sympathikus. Deswegen unterscheidet man zwischen einem *kranialen* und einem *sakralen Parasympathikus*. Dort, wo der Parasympathikus keine Kernareale besitzt, d.h. also im Hals-, Brust- und Bauchmark, wird er durch 2 Hirnnerven, Nn. IX, X, überbrückt.

Die Bahn des sakralen Parasympathikus verläuft wie die des sympathischen Systems ipsilateral. Gesteuert werden beide Systeme durch Kerngebiete des Hypothalamus im Zwischenhirn.

### 3.1.1 Kranialer Parasympathikus

Der kraniale Parasympathikus besteht beiderseits aus 4 untereinander gelegenen *Kernarealen* im intermediären Bereich des Hirnstamms (Abb. 23). Ihre Axone verlaufen in 4 *Hirnnerven* zur Peripherie: Nn. III, VII, IX, X (s. Abschn. I).

• Der *oberste* dieser parasympathischen Kerne liegt im Mittelhirn ventral vom Aquaeductus cerebri und heißt **Nucleus accessorius**. Dieser hat aber mit dem XI. Gehirnnerv, dem motorischen N. accessorius, nichts zu tun, daher wird er besser nach seinen Entdeckern **Edinger-Westphal** benannt. Die Fasern aus diesem Kern schließen sich dem *N. oculomotorius* an. Die in ihm verlaufenden parasympathischen Fasern werden in der Augenhöhle lateral neben dem Sehnerv im *Ganglion ciliare* auf das postganglionäre Neuron umgeschaltet. Die postganglionären Fasern versorgen 2 glatte Augenmuskeln, M. ciliaris und M. sphincter pupillae. Die Kontraktion des Ziliarmuskels bewirkt die Verformung der Linse, die des Sphinktermuskels die Verkleinerung des Sehlochs. Außerdem versorgen die parasympathischen Fasern aus dem Ganglion ciliare über eine rückläufige Verbindung zum N. nasociliaris vermutlich auch die Schleimhautdrüsen der Stirnhöhle und der Siebbeinzellen.

• Das *zweite* parasympathische Kernareal befindet sich in der Brückenhaube am Boden der Rautengrube. Es wird als oberer Speichelkern, **Nucleus salivatorius superior**, bezeichnet. Seine Axone schließen sich dem N. VII, dem Nerv des 2. Kiemenbogens, an. Die im N. facialis verlaufenden parasympathischen Fasern gehen mit dem N. intermedius zuerst in das Felsenbein, wo sie sich in 2 Äste teilen, *N. petrosus major* und *Chorda tympani* (Abb. 23). Der **N. petrosus major** gelangt über den

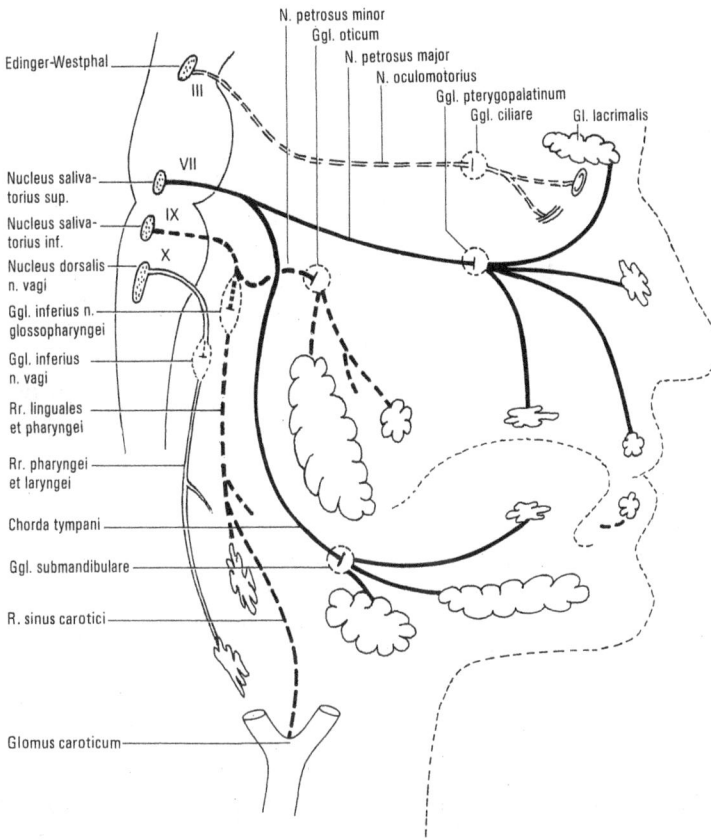

Abb. 23  Kranialer Parasympathikus und seine Äste für den Kopfbereich

Canalis pterygoideus des Keilbeins in die Flügelgaumengrube, wo sich das parasympathische *Ganglion pterygopalatinum* befindet. Hier werden die Fasern des Petrosus major auf das 2. Neuron umgeschaltet. Die postganglionären Fasern aus dem Ganglion pterygopalatinum verbinden sich mit den sympathischen Zweigen des N. petrosus profundus und sensiblen Zweigen des N. maxillaris und versorgen die Drüsen von Nase, Kiefer- und Keilbeinhöhle, weiterhin die Schleimhautdrüsen des harten und des weichen Gaumens, die Drüsen der Oberlippe sowie über den N. zygomaticus die Tränendrüse (s. S. 52).

Die Sekretion der Tränendrüse und der Drüsen der Schleimhäute wird durch den Parasympathikus gefördert, durch den Sympathikus gehemmt.

Der gewöhnlich gleichmäßig ablaufende Tränenfluß kann wesentlich beschleunigt werden, wenn die Hornhaut oder Bindehaut durch ätzende Dämpfe, durch Fremdkörper oder durch Entzündungen gereizt wird. Bei einseitiger Reizung der Kornea und der Konjunktiva kann die erhöhte Tränenproduktion jedoch auf die betreffende Seite beschränkt bleiben.

Die in der **Chorda tympani** verlaufenden präganglionären Fasern verlassen das Felsenbein durch die Glaser-Spalte (Fissura petrotympanica), um sich mit dem sensiblen N. lingualis aus dem 3. Trigeminusast zu verbinden und das *Ganglion submandibulare* an der Innenseite des Kieferwinkels zu erreichen. Die postganglionären Fasern aus dem Ganglion submandibulare versorgen die Glandula submandibularis, Glandula sublingualis, Glandulae linguales sowie die Schleimdrüsen des Mundbodens und der Schlundenge (s. S. 53).

Die Tätigkeit der Speichel-, der Spül- und der Schleimdrüsen wird durch den vasodilatatorisch wirkenden Parasympathikus gefördert, durch den vasokonstriktorisch wirkenden Sympathikus gehemmt. Angenehme oder unangenehme Sinneseindrücke können über den afferenten und efferenten Schenkel des Leitungsbogens einen erheblichen Einfluß auf die Drüsenproduktion ausüben. Je nach Art und Stärke der aufgenommenen Impulse überwiegt entweder die Tätigkeit des Parasympathikus oder die des Sympathikus. Bei zu starken, außergewöhnlichen Reizen wird hingegen sowohl bei freudigen wie bei unerfreulichen Ereignissen anfänglich nur eine Aktivierung des sympathischen Systems beobachtet.

Die sehr zahlreich vorhandenen kleineren Speicheldrüsen in der gesamten Mundschleimhaut sezernieren in der Regel kontinuierlich und stehen daher meistens unter örtlicher Kontrolle [39].

Die Zirbeldrüse, Epiphyse, wird nicht nur durch sympathische Fasern aus dem Ganglion cervicale superius, sondern ebenso durch parasympathische Fasern aus dem Nucleus salivatorius superior über den siebenten Hirnnerven innerviert [17, 29].

• Der *dritte* dieser parasympathischen Kerne, der untere Speichelkern, **Nucleus salivatorius inferior**, befindet sich am Dach der Medulla oblongata. Seine Axone verlassen das Gehirn mit dem N. IX, dem Nerv des 3. Kiemenbogens.

Die im N. glossopharyngeus verlaufenden parasympathischen Fasern werden zu einem geringeren Teil im *Ganglion inferius* des Nerven zum größten Teil im *Ganglion oticum* auf das 2. Neuron umgeschaltet. Die präganglionären Fasern, welche im Ganglion inferius des Glossopharyngeus unterhalb des Foramen jugulare auf das postganglionäre Neuron umgeschaltet werden, versorgen die Spüldrüsen an der Zungenwurzel, die Schleimhautdrüsen des Rachens und des Schlundes, den Sinus caroticus und Glomus caroticum wahrscheinlich ebenso die Schlundmuskulatur vegetativ (s. S. 70).

Die präganglionären Fasern, welche über den N. tympanicus und die Jacobson-Anastomose im Ganglion oticum unterhalb des Foramen ovale auf das postganglionäre Neuron umgeschaltet werden, versorgen über die Zweige des 3. Trigeminusastes die Ohrspeicheldrüse, die Drüsen der Wange, der Unterlippe und des unteren Vestibulums.

Die Tätigkeit der Ohrspeicheldrüse, der Schleimhautdrüsen sowie die Peristaltik des Schlundes wird durch den Parasympathikus gefördert, durch den Sympathikus gehemmt.

• Der *letzte* parasympathische Kern, **Nucleus dorsalis nervi vagi**, ist langgestreckt, er liegt direkt unter dem Boden der Rautengrube und reicht am weitesten in die Medulla oblongata hinab. Die Axone aus diesem Kern verlaufen im N. X, dem Nerv des 4. Kiemenbogens.

Die im N. vagus verlaufenden parasympathischen Fasern werden für die oberen Halseingeweide, also im Einflußbereich der vom Mund her bestehenden Verletzungsgefahr, im *Ganglion inferius* des Nerven, unterhalb des Foramen jugulare, für die Brust- und Baucheingeweide in den *intramuralen Ganglien* (s. u.) auf das 2. Neuron umgeschaltet. Die postganglionären Fasern aus dem Ganglion inferius des Vagus versorgen die Schilddrüse, die Drüsen der Kehlkopfschleimhaut bis hinauf zur Zungenwurzel, sowie die Drüsen und die Muskulatur des Hypopharynx.

Wahrscheinlich ziehen vegetative Vagusfasern aus dem Ggl. inferius auch zu den speziellen Drüsen des äußeren Gehörganges für die Produktion des Ohrenschmalzes.

Die parasympathischen Vagusfasern für alle übrigen Gebilde ab dem unteren Halsbereich werden erst in der Wand der Erfolgsorgane, also **intramural**, auf das postganglionäre Neuron umgeschaltet. Diese intramuralen Gebilde liegen in den Organen der Brust und des Drüsenbauchs unterschiedlich tief in der Wand oder zum Teil sogar im Inneren des Organgewebes. Im **Verdauungstrakt** bildet der Vagus innerhalb der glatten Muskulatur der Tunica muscularis den Auerbach-Plexus, *Plexus myentericus*, innerhalb der Submukosa den Meissner-Plexus, *Plexus submucosus*. Aus den Ganglienzellen dieser beiden Plexus gehen die kurzen postganglionären Fasern hervor, die sich in der Substanz der Organwand ausbreiten. Ein Teil der Vagusfasern im Bauchbereich bildet gemeinsam mit dem Sympathikus am Abgang des Truncus coeliacus und der A. mesenterica superior den Plexus solaris und den Plexus mesentericus superior, um über diese Gefäße in die Bauchorgane zu

ziehen. Eine weitere Faservermischung zwischen Vagus und Sympathikus findet an der Vorderfläche der Bauchaorta statt und wird als *Plexus aorticus abdominalis* bezeichnet. Von diesem Geflecht aus bilden sich dann die organspezifischen Plexus um deren Arterienabgänge aus der Aorta, durch welche die vegetative Versorgung einzelner Organe zustande kommt (s. S. 87).

Im **Brustbereich** versorgt der Vagus Herz, Lungen, Thymus, Luftröhre, Speiseröhre, die großen Gefäße sowie die neurovegetativen Rezeptoren am Aortenbogen. Im **Bauchbereich** versorgt der Vagus den Magen, den Zwölffingerdarm, den Dünndarm, den aufsteigenden und den querverlaufenden Dickdarm bis kurz vor der linken Kolonflexur, weiterhin versorgt er die Leber, die Gallenblase, die Bauchspeicheldrüse, die großen Bauchgefäße, die Nebennierenrinde, die Niere sowie vermutlich auch die Milz und die Gonaden (s. S. 89). Im Brustbereich wird die Atmung und der Kreislauf durch den Parasympathikus verlangsamt, aber die Peristaltik der Speiseröhre und die Produktion der Drüsen aktiviert. Im Bauchbereich wird die Tätigkeit der Organe durch den Parasympathikus überwiegend gefördert, durch den Sympathikus gehemmt (s. S. 89).

## 3.1.2 Sakraler Parasympathikus

Der sakrale Parasympathikus stammt aus dem Rückenmark. Die Wurzelzellen des 1. Neurons liegen in der Zona intermedia des Sakralmarks in den Segmenten $S_2$-$S_5$ und werden in ihrer Gesamtheit **Nuclei parasympathici sacrales** genannt. Mit den vorderen Wurzeln verlassen diese parasympathischen Fasern das Rückenmark und ziehen in Begleitung der sakralen Spinalnerven jederseits zum vegetativen Nervengeflecht des kleinen Beckens, *Plexus hypogastricus inferior*. Dieses liegt seitlich von Mastdarm und Harnblase und beinhaltet sympathische und parasympathische Fasern, die von hier aus als *Nn. pelvici* die Beckenorgane erreichen. Die meisten der präganglionären parasympathischen Fasern werden wie bei den Brust- und Baucheingeweiden intramural, d. h. also in der Wand der Erfolgsorgane oder kurz davor in den *Ganglia pelvina* auf das postganglionäre Neuron umge-

schaltet. Im Beckenbereich sind die vegetativen parasympathischen Fasern nur teilweise an den Verlauf der Gefäße gebunden.

Der sakrale Parasympathikus versorgt die Geschlechtsorgane (mit Ausnahme der Gonaden), den Mastdarm, den absteigenden Teil des Dickdarms, die Harnblase, den Harnleiter und die Beckengefäße (Abb. 24, 25).

Parasympathikus und Sympathikus regeln gemeinsam die Tätigkeit der Beckenorgane, wobei in den meisten Fällen von einer *aktivierenden* Wirkung des Parasympathikus und einer *hemmenden* Wirkung

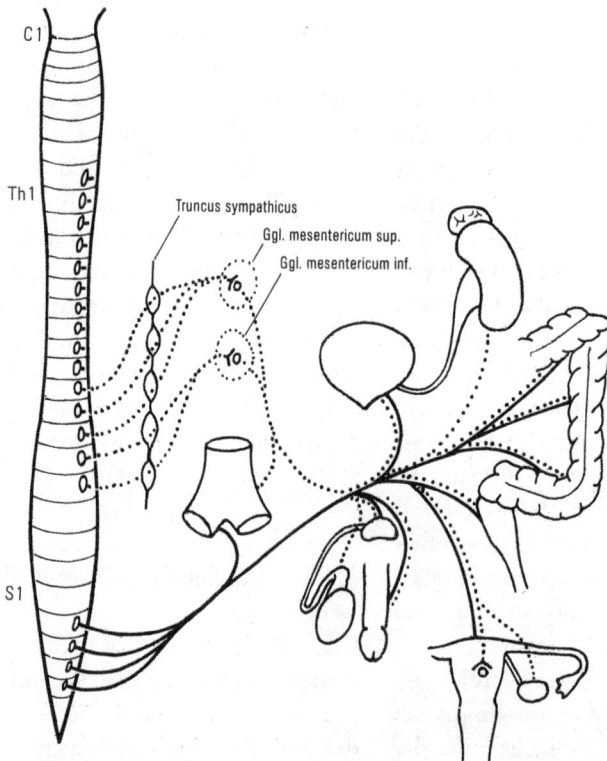

**Abb. 24**  Vegetative Versorgung der Beckeneingeweide, gestrichelt = Sympathicus, durchgehende Linien = sakraler Parasympathikus. Beachte, daß Niere, Hoden u. Eierstock nicht vom sakralen Parasympathikus innerviert werden.

des Sympathikus gesprochen werden kann. Der Parasympathikus fördert die Sekretion der Geschlechtsdrüsen sowie der Verdauungsdrüsen des Dickdarms, er beschleunigt die Peristaltik des unteren Dickdarms, weiterhin kontrahiert er die Blasen-

und Mastdarmmuskulatur, wodurch die Hohlorgane zur Entleerung veranlaßt werden, schließlich erweitert er die Gefäße des kleinen Beckens, wodurch die Erektion im Geschlechtsorgan zustande kommt (daher auch *Nn. erigentes* genannt).

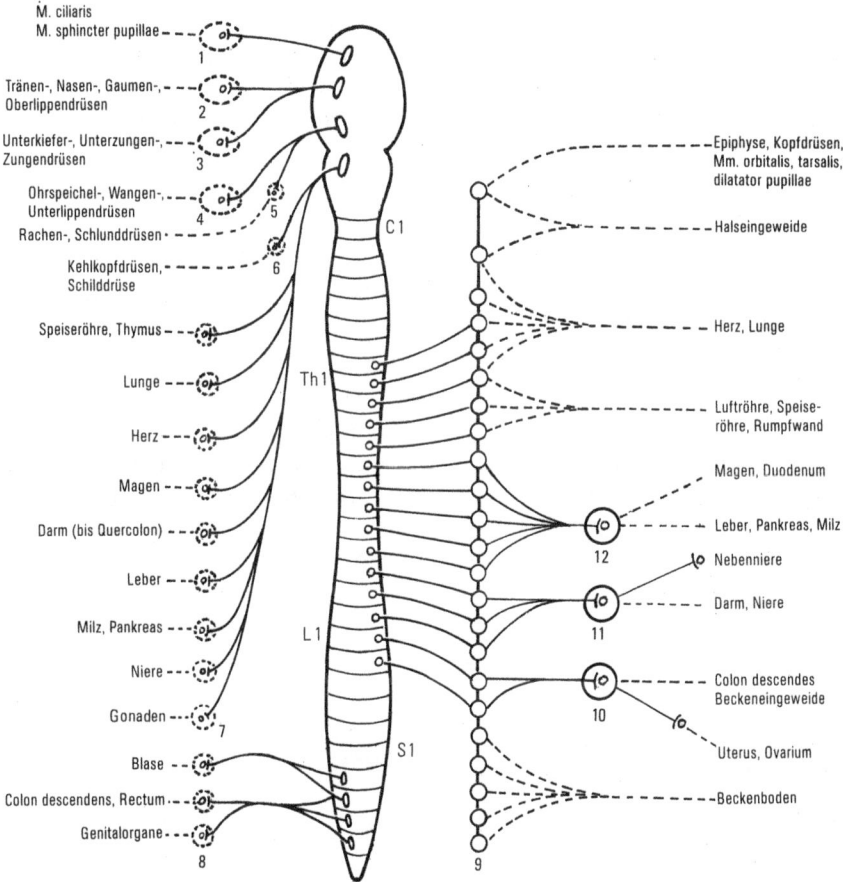

**Abb. 25**   Ursprung und Versorgungsgebiet des vegetativen Nervensystems, rechts Sympathikus, links Parasympathikus; ausgezogene Linie = präganglionäre Fasern, gestrichelte Linie = postganglionäre Fasern

| | |
|---|---|
| 1 = Ggl. ciliare | 7 = Ganglia intramuralia |
| 2 = Ggl pterygopalatinum | 8 = Ganglia pelvina |
| 3 = Ggl. submandibulare | 9 = Truncus sympathicus |
| 4 = Ggl. oticum | 10 = Ggl. mesent. inf. |
| 5 = Ggl. inf. n. glossoph. | 11 = Ggl. mesent. sup. |
| 6 = Ggl. inf. n. vagi | 12 = Ggl. coeliacum |

## 3.2 Lähmung

### 3.2.1 Kranialer Parasympathikus

s. Hirnnervenlähmung, S. 99–100.

### 3.2.2 Sakraler Parasympathikus

Je nach Lokalisation und Stärke der Segment- oder Nervenschädigung sind die Folgeerscheinungen einer Lähmung unterschiedlich. Der Ausfall des sakralen Parasympathikus verursacht allgemein eine Gefäßverengung im kleinen Becken, wobei Störungen bei der Erektion des Genitale auftreten können. Symptomatisch am auffälligsten ist der Ausfall der parasympathischen Nerven für die Harnblase; es entsteht die hypotone Blase. Dabei bleibt die Blasenmuskulatur anfänglich völlig schlaff. Nach einer gewissen Zeit kommt ein veränderter Füllungs- und Entleerungsrhythmus in Gang, weil dann die intramuralen Ganglien in der Blasenwand eine eigene autonome Steuerung entwickeln. Die Blase entleert sich automatisch beim Erreichen einer bestimmten Füllungsmenge. Sie kann sich jedoch nicht vollständig entleeren, weil eine vollständige Muskelkontraktion ausbleibt. Dadurch bleibt ständig Restharn in der Blase zurück, was Anlaß zu erhöhter Infektionsgefahr geben kann. Das Gefühl der Blasendehnung geht verloren. Die überfüllte Blase schmerzt jedoch nicht, da meistens auch sensible Innervationsstörung vorliegt [33]. Allmähliche sexuelle Impotenz ist bei längerem Ausfall möglich. Die Ejakulatbildung ist indes teilweise erhalten geblieben, da Hoden und Nebenhoden durch den kranial-autonomen Parasympathikus innerviert sind. Gelegentlich ist auch die Schubkraft des Colon descendens zur Weiterbeförderung des Kotes gestört.

# Literatur

1. Anderson, R. H., Becker, A. E.: Anatomie des Herzens. Thieme, Stuttgart 1982, S. 150, 203
2. Antoni, H.: Funktionen des Herzens. In: Schmidt, R. F., Thews, G.: Physiologie des Menschen. Springer, Berlin 1987, S. 470
3. Balagura, S., Katz, R. G.: Undecussated innervation to the sternocleidomastoid muscle. Ann. Neurol. 7 (1980) 84–85
4. Bargmann, W.: Histologie und mikroskopische Anatomie des Menschen. Thieme, Stuttgart 1977, S. 236, 409, 634
5. Bors, E.: Über das Zahlenverhältnis zwischen Nerven- und Muskelfasern. Anat. Anz. 60 (1925) 415
6. Braus, H., Elze, C.: Anatomie des Menschen III. Springer, Berlin 1960, S. 265
7. Bucher, O.: Cytologie, Histologie und Mikroskopische Anatomie des Menschen. Huber, Wien 1973, S. 360
8. Chorobski, J., Penfield, W.: zit. nach Milnor, W. R. (1980)
9. Clara, M.: Das Nervensystem des Menschen. Barth, Leipzig 1953, S. 342–358
10. Corpron, R.-E., Avery, J.-K.: The ultrastructure of intradental nerves in developing mouse molars. Anat. Rec. 172 (1973) 585
11. Dunker, E.: Physiologie des Hörens. In: Gauer, Kramer, Jung: Physiologie des Menschen 12. Urban & Schwarzenberg, München 1972, S. 64
12. Faller, A.: Anatomie in Stichworten. F. Enke, Stuttgart 1980, S. 188
13. Ferner, H.: Nervensystem, Haut und Sinnesorgane. In: Benninghoff u. Görttler: Lehrbuch der Anatomie des Menschen III. Urban & Schwarzenberg, München 1979, S. 186–187, 451–459
14. Forssmann, W. G., Heym, Ch.: Neuroanatomie. Springer, Heidelberg 1982, S. 213
15. Garliner, D.: Myofunktionelle Diagnose und Therapie der gestörten Gesichtsmuskulatur. Verlag Zahnärztl.-med. Schrifttum, München 1980, S. 17
16. Hees, H., Sinowatz, F.: Histologie, Dt. Ärzte Verlag, Köln 1992, S. 283
17. Kappers, J. A.: Regulation of the reproductive system by the pineal gland and its dependance on light. J. Neurovisc. Rel. Suppl. 10 (1971) 141–152
18. Katz, A. M.: Physiology of the Heart. Ravens Press, New York 1977, S. 362–364
19. Knoche, H.: Zur feineren Innervation des Thymus vom Menschen. Z. Zellforsch. 41 (1955) 556–593
20. Koepchen, H. P.: Kreislaufregulation. In: Gauer, O. H., Kramer, K., Jung, R.: Physiologie des Menschen. Urban & Schwarzenberg, München 1972, Bd. 3, S. 339
21. Leonhardt, H.: In Rauber-Kopsch. Anatomie des Menschen III. Thieme-Verlag, Stuttgart 1987, S. 525
22. Leonhardt, H., Lange, W.: In Rauber-Kopsch. Anatomie des Menschen III. Thieme-Verlag, Stuttgart 1987, S. 268
23. Lang, J.: Eintritt und Verlauf der Hirnnerven (III, IV, VI) im Sinus cavernosus. Z. Anat. Entwickl.-Gesch. 145 (1974) 87
24. Lanz, T., Wachsmuth, W.: Praktische Anatomie. Springer, Berlin 1979, S. 78, 251
25. Lippert, H.: Lehrbuch der Anatomie. Urban & Schwarzenberg, München 1990, S. 283
26. Milnor, W.-R.: The cardiovascular control system. In: Medical Physiology II. Mosby Comp. St. Louis 1980, S. 1053
27. Pernkopf, E.: Topographische Anatomie des Menschen IV. Urban & Schwarzenberg, München 1960, S. 572
28. Pfoch, M., Unsicker, K., Schimmler, J.: Quantitative electron microscopic studies on the innervation of the human thymus. Z. Zellforsch. 119 (1971) 115–119
29. Romjin, H.-J.: Structure and innervation of the pineal gland of the rabbit, Oryctolagus cuniculus. Cell Tiss. Res. 157 (1975) 25–51
30. Rosenthal: zit. nach Clara, M. (1953) 468

31. Schiebler, T. H., Schmidt, W.: Anatomie. Springer, Heidelberg 1987, S. 832
32. Schiebler, T. H., Peiper, U.: Histologie. Springer, Heidelberg 1984, S. 421
33. Schiffter, R.: Neurologie des vegetativen Systems. Springer, Heidelberg 1985, S. 269
34. Schmidt, D., Malin, J. P.: Erkrankungen der Hirnnerven. Thieme, Stuttgart 1986, S. 239
35. Seinsch, W., Schüssler, U.: Zur Differentialdiagnose der Gaumensegelparesen. Laryng. Rhinol. Otol. 61 (1982) 182
36. Suchenwirth, R., Kendel, K.: Klinische Neurologie. Gustav Fischer, Stuttgart 1990, S. 96
37. Trautwein, W.: Erregungsphysiologie des Herzens. In: Gauer, O. H., Kramer, K., Jung, R.: Physiologie des Menschen. Urban & Schwarzenberg, München 1972, Bd. 3, S. 41
38. Waldeyer, A., Mayet, A.: Anatomie des Menschen I, De Gruyter, Berlin 1993, S. 159 ff
39. Waldeyer, A., Mayet, A.: Anatomie des Menschen II, 16. Aufl. De Gruyter, Berlin 1993, S. 181
40. Wheather, P. R. et al.: Funktionelle Histologie. Urban & Schwarzenberg, München 1987, S. 200, 329
41. Zenker, W.: Organon bucco-temporale, ein nervös-epitheliales Organ beim Menschen. Verh. Anat. Ges. 51 (1953) 257–265

# Register

Halbfett gedruckte Seitenangaben verweisen auf Stellen, an denen das betreffende Stichwort zentral behandelt ist. Kursive Seitenangaben verweisen auf Abbildungen.

9 783110 130065